北京理工大学"双一流"建设精品出版工程

# Drug Design

# 药物分子设计

梁建华　于明加 ◎ 编著

北京理工大学出版社
BEIJING INSTITUTE OF TECHNOLOGY PRESS

**图书在版编目（ＣＩＰ）数据**

药物分子设计／梁建华，于明加编著. －－北京：
北京理工大学出版社，2023.10
　ISBN 978-7-5763-3090-8

　Ⅰ.①药…　Ⅱ.①梁…②于…　Ⅲ.①药物-化学结
构-分子结构-设计　Ⅳ.①R962

中国国家版本馆 CIP 数据核字（2023）第 213725 号

| | | | |
|---|---|---|---|
| **责任编辑**：陆世立 | | **文案编辑**：闫小惠 | |
| **责任校对**：周瑞红 | | **责任印制**：李志强 | |

**出版发行** ／ 北京理工大学出版社有限责任公司

社　　址 ／ 北京市丰台区四合庄路 6 号

邮　　编 ／ 100070

电　　话 ／ （010）68944439（学术售后服务热线）

网　　址 ／ http://www.bitpress.com.cn

版 印 次 ／ 2023 年 10 月第 1 版第 1 次印刷

印　　刷 ／ 保定市中画美凯印刷有限公司

开　　本 ／ 787 mm×1092 mm　1/16

印　　张 ／ 10.5

彩　　插 ／ 1

字　　数 ／ 215 千字

定　　价 ／ 46.00 元

# 前言

　　新药研发是医药产业发展的核心驱动力，也是社会发展的重要需求。然而，现代新药开发是一个非常低效、复杂、昂贵和漫长的过程，并且新药研发失败多数是因为其有效性和安全性达不到临床要求。如何降低成本、增加药效、提高用药安全、加快新药开发，已成为新药研发中具有挑战性和迫切性的问题。随着现代医学、物理、化学、生物技术和理念的进步，以及计算机性能的不断提高，计算机辅助药物设计（CADD）和人工智能（AI）与新实验技术相结合，可以经济有效地发现新药。这种方法将计算模型、实验模型、转化模型和临床模型相结合，以识别潜在的新治疗靶点为设计思路，开启靶向性新药发现新策略，从而提高药物研发的成功率。

　　药物设计是一种基于对生物靶点的认识来寻找新药的发明过程，包括基于结构的药物设计（SBDD）和基于配体的药物设计（LBDD）。SBDD方法分析生物大分子（如蛋白质或RNA）的三维结构信息，从而确定与其生物功能相关的关键位点和相互作用情况，利用这些信息来设计调控人体生理功能的靶向药物，以及阻断细菌、病毒等生存所必需的生物途径的抗病原微生物药物等；LBDD方法以已知药物配体为研究目标，通过分析药物配体的结构和性质，建立与之相关的构效关系模型，用于优化已知药物的分子结构和指导新药物的开发。在大数据时代，现代药物发现涉及筛选靶点的识别、药物化学，以及优化这些靶点以增加亲和力（减少给药量）、选择性（减少潜在的副作用）、代谢稳定性（减少给药频率）和口服生物利用度（减少给药量）。为了确认一种化合物是否满足所有这些要求，候选化合物还需要进行细胞实验和动物模型的临床前研究以及临床试验，以便获得监管部门批准上市。

　　本教材从科研实际研发过程角度出发，将传统的设计方法与现今的新技术方法相结合并融入思政教育，从先导化合物的发现、基于靶标结构的设计、基于配体的设计、结构优化提高活性、类药性及其预测，以及结构改造优化类药性等几个方面展开介绍。最后，对新药相关的发明专利申请、实质审查及其保护等进行了要点阐述。同时作为案例研究，选择几个具有代表性的化合物——大环内酯、他汀、紫杉醇以及青蒿素，有据可循地展示了以知名天然产物为代表的药物设计，以及在药化、药效、药代和安全性等多维空间中的分子结构改造。

本书第1、2、4、5、7~9、12章由梁建华编写，第3、6、10、11章由于明加编写。该书的图表绘制和校正得到了研究生王四喜、刘锐辰、冉跃的协助。

限于编者水平，教材中难免存在不妥之处，希望广大读者批评和指正。

# 目　录
## CONTENTS

# 第 1 章
# 绪　　论

在人类历史的长河中，绝大部分时间人类疾病的治疗所依靠的是天然动物或者植物来源的萃取混合物。《史记·补三皇本纪》："神农始尝百草，始有医药。"迄今，中药就是中国人千百年来实践过程所总结的天然物质的疗效认知。植物中成分众多，却只有很少比例的成分是能治疗特定疾病的物质。因此，人们开始改进药物有效成分的提取方法。通过加热水或者有机溶剂到一定温度，让有用物质不断溶解到溶剂中，同时通过时间和温度的调整，不断优化提取方法。如南美秘鲁地区的印第安人发现金鸡纳树的树皮可以治疗疟疾，后来其树皮制成的药物被广为使用，即疗效神奇的奎宁。1820 年，法国著名药学家佩尔蒂埃（Pelletier）与卡旺图（Caventou）从树皮中提取有效化合物奎宁（quinine）。所谓"七十古来稀"，反映的是现代医药工业诞生之前人类寿命的天花板。

现代药物开发是一个漫长而复杂的过程，大致可分为 4 个主要阶段：①靶标选择和验证；②化合物筛选和优化；③临床前研究；④临床试验。首先，需要确定与特定疾病相关的研究靶点。这需要从细胞和遗传角度对研究目标进行有效评估，主要涉及基因组学和蛋白质组学分析以及生物信息学预测。下一步是对先导化合物进行筛选和优化，通过组合化学、高通量筛选或虚拟筛选等方法从化合物库中筛选出潜在的化合物，在这个过程中，需要研究靶点结构与药物活性的相关性，同时采用计算机模拟和细胞实验等手段，对新合成候选药物进行药效研究。随后，使用动物模型如大鼠、小鼠、狗、兔、猪、非人灵长类动物等进行药物体内研究，包括药代动力学和毒性试验。候选药物经过所有临床前试验后，按照临床使用原则进行临床试验。这一步骤通常分为三个阶段：第一阶段进行药物安全性测试，招募一定数量的受试者；第二阶段进行药物疗效测试，招募一定数量的特定疾病患者；第三阶段进行大规模疗效研究。如果候选药物在临床试验中被证实安全有效，该化合物将由 FDA 等机构审核批准，并由拥有专利权的法人进行商业化。

## 1.1　早期药物开发的过程

在过去的 100 年中，制药工业发现的药物对医学实践产生了巨大影响，并且在很多方面对我们的文化产生了影响。以往的药物开发方法是基于经验药理学进行的，该方法是一种靶标和机制不可知论的方法，其中需要对天然来源的提取物进行测试，从中鉴定出活性化合物并显示预期的效果，以获得药物。但是，这种方法具有明显的缺陷，因为它无法确定生物靶点，很难对药物进行优化。随着现代计算生物学方法的出现和多学科知识的融合，现在药物开发已经很大程度上转变为分子靶点驱动的药物开发方法，这一发展与制药行业的重大环境变化相平行。近年来，批准的新药数量不断增加，其反映了现代药物发现方法、技术和基因组学对新药研发的影响，但制药业仍然迫切需要发现突破性的药物。

### 1.1.1　偶然发现

在人类历史的长河中，通过偶然发现而产生的药物不少，其中有很多经典药物。

发现阿司匹林的历史可以追溯到 3 500 多年前，使用柳树皮解热镇痛的古代苏美尔人和埃及人并不知道柳树皮中的活性物质是水杨酸（1.1），即阿司匹林（1.2）的基础。直到 1876 年，麦克拉根发表了水杨酸盐的第一项临床试验，证明其有明显的解热作用，但由于胃炎的并发症，它没有被更广泛地使用。1894 年，霍夫曼在德国染料制造商拜耳公司中被分配到开发一种不会引起胃部刺激的水杨酸盐任务，他将水杨酸的一个苯酚基团乙酰化，产生了乙酰水杨酸（即阿司匹林），这项突破记录在 1897 年 8 月 10 日的实验记录本中。阿司匹林现在是世界上最常用的药物。

1.1　　　　　　　　　　　　　　1.2

奎尼丁（1.3）是一种生物碱，作为抗心律失常药物有着非常悠久的历史。奎尼丁于 1848 年由海明根（Van Heymingen）首次描述，1853 年由 Pasteur 命名。它可从金鸡纳树中提取，也可从奎宁（1.4）制备。金鸡纳树，17 世纪前是秘鲁的神木，当地人用它治疗发热、疟疾。这个秘密一直被有意隐瞒，直到西班牙人闯入这里。它治疗疟疾得益于其中的生物碱"奎宁"，而另一种生物碱"奎尼丁"，却有着迥然不同的作用。1912 年，荷兰一位商人曾因患上房颤而求医于著名心脏病专家文克巴赫（Karl-Friedrich Wenckebach），然而名医却束手无策。神奇的是，第二天商人却出现在文克巴赫的门前，心律失常、房颤得到了缓解。询问后得知，商人服用了奎宁，是他曾在疟疾高发国家服用的药物，其也可减轻心悸。受此启发，文克巴赫在其他患者身上也试用了奎宁，但大多数人都未见好转。1918 年，德国医生福雷（Walter Frey）受到这位荷兰商人的启发，进行了奎宁和奎尼丁两种生物碱对房颤的比较研究，结果发现后者效果更好。此后，奎尼丁被广泛应用于各种心律失常的治疗，特别是心房颤动。虽然过去 20 年由于引发心律失常等副作用，奎尼丁的临床处方有所减少，但它仍是现代抗心律失常治疗中不可或缺的一种药物。

1.3　　　　　　　　　　　　1.4

　　现代染料工业使当时的细胞学家热衷于把细胞染成各种颜色，而德国化学家保罗·埃尔利希（Paul Ehrlich）敏感地想到，如果染料能够选择性地攻击病原体而不伤害人体细胞，那么它们是否可以作为药物来治疗疾病呢？于是他利用化学方法修饰氨基苯胂酸钠，期望能杀死昏睡病的锥体虫。1905 年，德国科学家埃里克·霍夫曼（Erich Hoffmann）和弗里兹·萧丁（Fritz Schaudinn）率先确定梅毒螺旋体是梅毒病原体，为梅毒的治疗指明了方向。这个时期日本人秦佐八郎作为助手来到保罗·埃尔利希的实验室，开始尝试将这些染料用于刚发现不久的梅毒螺旋体，最终其中的一个化合物 606 研制成功。606 ［商品名：Salvarsan（砷凡纳明，1.5）］很快被推向市场，它被称为"魔力子弹"，开创了化学治疗的新时代。1935 年，拜耳公司的格哈德·多马克（Gerhard Domagk）发现一种偶氮结构的红色染料可以使致命细菌感染的动物幸存下来，后来发现这种化合物在体外是无效的，它是在体内转化为有效结构——即后来的抗菌药磺胺（1.6）。

1.5　　　　　　　　　　　　　　　1.6

　　抗生素研究历史发轫于弗莱明（Alexander Fleming）的发现。1928 年，弗莱明发现遗忘在实验室窗台上的细菌培养皿，由于开口放置，可能被楼上霉菌实验室飘出的菌株污染了，但被污染的地方细菌却无法生长，形成了一个个抑菌圈。弗莱明敏锐地觉察到这个现象后面隐藏的科学意义，他分离培养了这种霉菌，发现其对金黄色葡萄球菌、肺炎链球菌等有很好的抗菌活性。然而，当时成功的聚光灯都在磺胺身上，因此弗莱明的成果在 1929 年发表后的很长一段时间无人问津。十几年后，随着磺胺在临床遭遇耐药菌的出现，英国化学家钱恩（Ernst Boris Chain）从文献中检索到了弗莱明的报告，他对其中的有效物质非常感兴趣。他和英国病理学家弗洛里（Howard Walter Florey）合作，最终分离到了霉菌分泌的有效纯品，即青霉素（1.7）。这一发现成为抗生素药物发现的重要模式，随后很多制药公司开始在全球各地寻找能分泌抗生素的菌株。临床上使用的绝大部分抗生素都是在那个时期发现的，如红霉素（1.8）、头孢类、四环素类、氨基糖苷类等，因此该时期被称为抗生素的黄金时代。

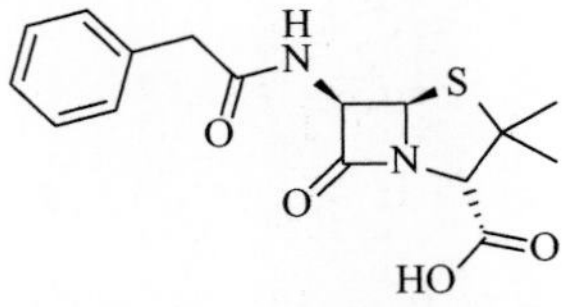

1.7

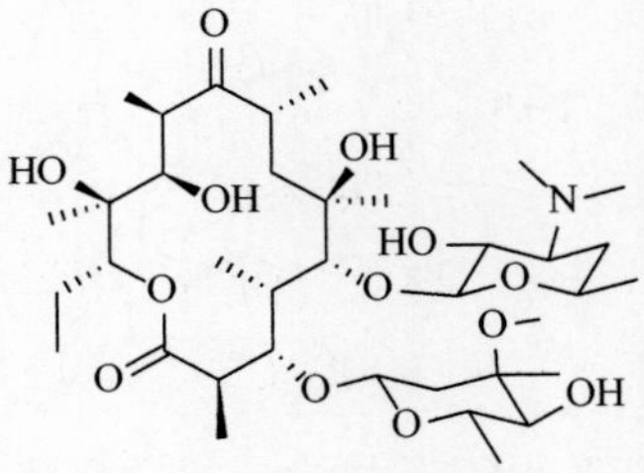

1.8

## 1.1.2　主动寻找

随着疾病谱的变化、人类对疾病认识的改变、研发与生产技术的进步、人类健康需求的提升等，通过偶然发现的方式来找到新药的模式已经远远不能适应人类的发展需要。人类在与疾病作斗争的过程中陆续发现了多种方式来主动寻找药物，表现在以下几个方面：①以科学理论为指导进行药物发现；②从医学典籍、文献中寻找线索；③以已有药物为基础进行改造；④药物设计和筛选。

自从美国生物学家沃森（James Dewey Watson）和英国生物学家克里克（Francis Harry Crick）发表正确的 DNA 双螺旋结构后，人们对生物大分子结构的理解逐渐加深，这也为药物基于结构的理性设计提供了基础。1968 年，美国密歇根癌症基金会的霍威茨（Jerome Phillip Horwitz）尝试设计一种类似于核苷的化合物，即齐多夫定（1.9），其作为一个非天然的组成模块，可以欺骗癌细胞。所合成的齐多夫定与正常的核苷不同，原先的 3-OH 被三个氮原子相连的叠氮基取代，其一旦进入 DNA 链之中，将使病毒的 DNA 无法磷酸化，中止 DNA 链的延长。但不幸的是，该化合物对所测试的癌症和病毒活性低，齐多夫定也因此未受到专利保护。然而，20 世纪 80 年代，法国病毒学家吕克·蒙塔尼（Luc Antoine Montagnier）发现了 HIV 病毒，并在 2008 年获得了诺贝尔生理学或医学奖。这种新型的病毒导致全球大规模感染，而齐多夫定成为治疗 HIV 的第一个药物。需要指出的是，齐多夫定的作用机制不是原先预期的阻碍 DNA 合成，而是抑制 HIV 病毒逆转录。齐多夫定的意外成功成为药物历史上无心插柳的典型案例之一。

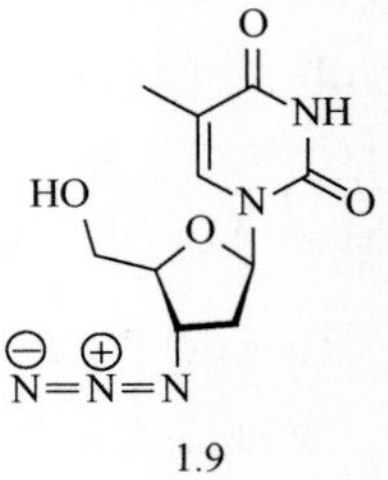

1.9

早在 1844 年，意大利化学家佩纶（Michel Peyrone）就成功合成了顺铂（1.10），但直到 1965 年，美国密歇根州立大学的罗森博格（Barnett Rosenberg）才发现了它的生物作用。当时罗森博格正在研究电场对细菌分裂的影响，他将正常的大肠杆菌暴露在含有铂电极以及氯化铵的电泳池中，结果发现细菌的形态发生了变化，变成了正常长度 200~300 倍的丝状长链。进一步的实验显示，引起细菌分裂变异的是由金属铂电极和氯化铵形成的 $[Pt(NH_3)_2Cl_4]$ 这一物质，而不是电场的干扰。顺铂的研发推动了金属配合物在医学领域的发展，具有革命性的意义，尤其是在治疗睾丸癌和卵巢癌方面，初期治愈率分别为 100% 和 85% 左右。有趣的是，顺铂必须是顺式结构，即两个氯和氨配体必须处于邻位，反式结构则无效。后来的研究发现，顺铂进入体内后，一个氯原子缓慢被水分子取代，形成 $[PtCl(H_2O)(NH_3)_2]^+$，其中的水分子很容易脱离，继而铂与 DNA 碱基一个位点发生配位，然后另一个氯原子脱离，只有顺铂的结构才能保证与 DNA 单链内两点或双链发生环状配位联结。后来又在此基础上研制了卡铂（1.11），它使用联羧基环丁烷代替氯原子，使卡铂更加稳定，毒性也更低。

1.10

1.11

在《最近比较烦》这首歌中，有这样一句"梦中的餐厅灯光太昏暗，我遍寻不着那蓝色的小药丸"。这蓝色药丸指的就是美国辉瑞开发的西地那非（1.12）。最初，辉瑞希望西地那非能够通过释放生物活性物质一氧化氮以舒张心血管平滑肌，期望用于治疗心血管疾病，然而临床试验结果并未达到预期。1991 年 4 月，西地那非的临床研究正式宣告失败，但在回收受试者剩余药物时意外发现，男性受试者总是推脱不愿意交出余下的药物。细心追查之下，发现这一种药的副作用是可以促进阴茎的勃起。西地那非是一种第五型磷酸二酯酶（PDE5）抑制剂，PDE5 在阴茎海绵体内表达水平极高，而在人体其他组织和器官中则表达较低。西地那非通过选择性抑制 PDE5，增强一氧化氮-环磷多苷（NO-cGMP）途径，升高 cGMP 水平，进而导致阴茎海绵体平滑肌松弛，使血液流量增加，海绵体充血，使勃起功能障碍患者对性刺激产生自然的勃起反应。辉瑞重新组织了新适用症的临床试验，西地那非于 1998 年上市，并成为年销售额 10 亿美元的重磅炸弹。

1.12

　　1965 年，圣保罗大学博士生费雷拉（Sergio Ferreira）发现蛇毒能够增强血管缓激肽的效果，因此被称为血管紧张素缓激肽增强因子，后来被命名为替普罗肽（1.13）。美国百时美施贵宝通过改变组成替普罗肽的 9 种氨基酸结构，建立结构与活性之间的关系，发现末端的脯氨酸是必不可少的。同时，末端增加一个巯基可以与酶的锌离子形成强有力的配位结合，从而提高药物的活性，该化合物最后以卡托普利（1.14）的名称上市。这是药物理性设计这一革命性理念的典型案例之一。不足的是，巯基很容易造成皮疹、失去味觉等副作用。虽然寻找替代巯基的新药效团非常困难，但经过不懈努力，美国默沙东发现羧基和苯乙基两个基团的组合可以替代巯基，但是该化合物半衰期太短，只有 1.3 h，无法实现一天一粒药物的目标。因此，利用酯基基团会在体内被酶水解释放羧基的"前药"概念，开发了依那普利（1.15），这是第二个在美国上市的血管紧张素转化酶抑制剂。

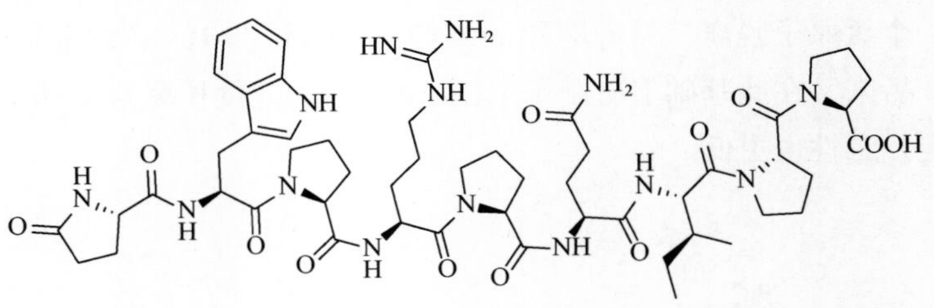

1.13

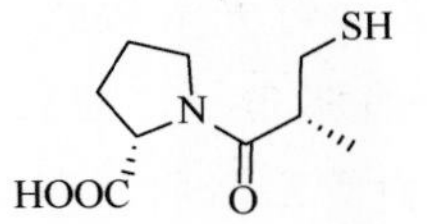

1.14

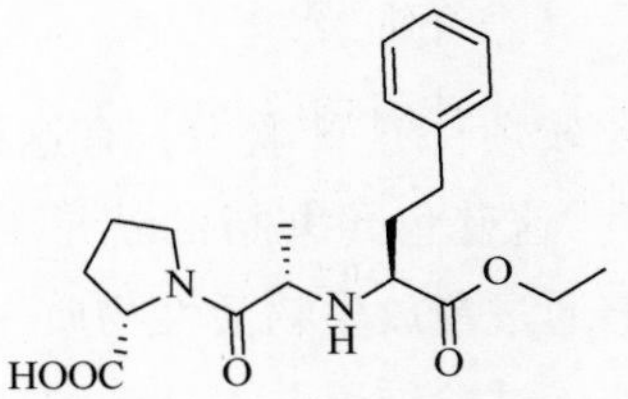

1.15

　　《我不是药神》是一部 2018 年上映的国产电影，直击社会热点问题。故事的主角是格列卫，是甲磺酸伊马替尼（1.16）的商品名。甲磺酸伊马替尼是人类历史上第一个成功研制的小分子靶向药物，抑制酪氨酸酶的磷酸化过程。1956 年，来自美国费城的诺维尔（Peter Nowell）通过染色发现慢性粒细胞白血病患者的 22 号染色体要明显短一些，后来这种异常的染色体被命名为费城染色体。1983 年，人们发现其原因是 9 号染色体的 ABL 基因与 22 号染色体的 BCR 基因融合，BCR/ABL 融合基因是一种抗细胞凋亡的基因，具有高度酪氨酸激酶活性，激活多种信号传导途径，使细胞过度增殖，导致细胞调控发生紊乱，可使酪氨酸激酶持续激活，导致慢性粒细胞白血病的发生。瑞士的汽巴-嘉基（现在的诺华）发现一种2-苯氨基嘧啶骨架化合物可以抑制酪氨酸激酶，但其也会同时抑制其他激酶，选择性不高。通过构效关系研究，最终确定再增加吡啶基团和苯甲酰胺结构可提高活性，以及增加甲基哌嗪环可提高水溶性，这就是 2001 年上市的明星分子伊马替尼。在此之前，只有 30% 的慢性粒细胞白血病患者能在确诊后活过 5 年，而伊马替尼将生存率从 30% 提高到 89%。

1.16

20 世纪早期，美国物理学家科利（William Coley）提出细菌感染启动免疫系统，进而攻击肿瘤。其实，肿瘤细胞表面有可以被免疫系统识别的肿瘤抗原，但是通常免疫细胞对癌症无法发动攻击，这是因为肿瘤细胞会通过表达免疫检查点蛋白来结合免疫细胞上的"刹车"蛋白 CTLA4 或者 PD-1，导致免疫细胞被制动。2018 年，诺贝尔生理学或医学奖颁给了来自美国的艾利森（James P. Allison）和来自日本的本庶佑（Tasuku Honjo），以表彰这两位科学家发现靶向身体免疫抑制系统，并将其作为工具帮助击败肿瘤的新方法。在两种设计抗体分子抑制这些"刹车"蛋白治疗策略中，针对 PD-1 的检查点疗法被证明疗效要比针对 CTLA4 更好，且在肺癌、肾癌、霍奇金淋巴瘤和黑色素瘤等癌症的治疗中都取得了积极成果。

2015 年，全球大约有 2 980 万人罹患阿尔茨海默病（又称老年性痴呆）。患者大脑会出现淀粉沉积、神经纤维缠结和大量神经元死亡等病理性特点。阿尔茨海默病以其庞大的市场需求，一直以来被药物研发人员视为"皇冠上的明珠"，但也是一个药物研发的巨坑。2002 年以来，制药企业先后投入 2 000 多亿美元用于阿尔茨海默病新药研发，然而在 200 多项临床研究中，被寄予厚望的药物在临床后期与对照组相比均没有表现显著疗效。2019 年 10 月 22 日清晨，美国生物制药公司百健（Biogen）和日本生物制药公司卫材（Eisai）发布消息称，他们联合研发的抗 β 淀粉样蛋白阿杜那单抗（aducanumab）有数据支持能降低阿尔茨海默病患者的病情恶化速度。然而，这个药物在 2019 年 3 月就已经被宣布临床失败，只是事后进一步数据分析显示在高剂量组有显著性。可是令人疑惑的是，显著性产生的原因是安慰剂组疾病恶化的速度有些快，这种落差导致药物看起来起了作用。即使面对 FDA 顾问专家高达10/11的强烈反对意见，2021 年 6 月 8 日，美国 FDA 以"加速审评"政策，批准抗 β 淀粉样蛋白阿杜那单抗用于治疗阿尔茨海默病。关于阿尔茨海默病的假说有多种，目前均处于争议阶段，这大大增加了药物开发的风险。面对阿尔茨海默病，人们仍然在等待突破性药物的发现。2023 年，卫材/渤健联合开发的抗 β 淀粉样蛋白药物仑卡奈单抗（lecanemab）被批准用于治疗阿尔茨海默病，该药是近 20 年来首个获得美国 FDA "完全批准"的阿尔茨海默病药物。

### 1.1.3　制药巨头

许多当今的制药巨头都在 20 世纪不断转型、兼并，成长为现代制药企业。瑞士诺华由汽巴-嘉基（Ciba-Geigy）和山德士（Sandoz Laboratories）合并而来。汽巴-嘉基早期经营的是染料和纺织助剂，1939 年，汽巴-嘉基的工程师发明了杀虫农药 DDT，并获得了 1948 年的诺贝尔生理学或医学奖。德国默克把吗啡商业化生产，后来默克在美国的分公司在第一次世界大战时被政府没收，时至今日，保留该商标的美国默沙东的市场份额高过了德国默克。法国赛诺菲最早是石油公司的子公司，安迈特是德国化工企业，赛诺菲后来借助畅销药氯吡格雷的利润支持，收购后者成立了赛诺菲-安迈特。葛兰素早期是贸易公司，与威康合并后逐渐成长为第三大药企葛兰素-威康（Glaxo Wellcome），并在 2000 年与史克-必成（Smithkline Beecham）合并，即葛兰素-史克。辉瑞最初也是精细化学品公司，通过发酵柠檬酸掌握了发酵技术，并且在青霉素的工业化上贡献巨大，因此逐渐转型为制药企业。之后，辉瑞在 2000 年以 1 118 亿美元的巨资收购了拥有知名降脂药——立普妥（atorvastatin）专利权的华纳-兰伯特（Warner-Lambert），之后又以超过 600 亿美元的价格在 2003 年并购了曾开发出著名化疗药阿霉素（adriamycin）的法玛西亚（Pharmacia），2009 年再集资 680 亿美元并购了知名生物制剂生产商惠氏（Wyeth）。多轮重磅成功并购后，辉瑞成为全球最大的药品生产商。

对当今有影响力的 20 家制药企业分析发现，11 家公司的总部位于美国，8 家位于欧洲（瑞士 2 家、英国 2 家、德国 2 家、法国 1 家和丹麦 1 家），1 家位于日本。它们当中，有家喻户晓的百年老牌制药巨头，如强生、辉瑞、默沙东、百时美-施贵宝、罗氏、拜耳、葛兰素-史克等，还有 20 世纪 80 年代后涌现的新兴科技公司，如安进、吉利德、再生元、福泰等（见表 1.1）。

表 1.1　有影响力制药企业分布

| 区域 | 公司 | | 成立年份 | 初始商业类型 | 兼并的药业实体 |
|---|---|---|---|---|---|
| 美国 | Johnson & Johnson | 强生 | 1886 | 绷带 | Janssen, Cilag, Centocor, Alza, Actelion, Scios, Cougar, Tibotec |
| | Pfizer | 辉瑞 | 1849 | 化学品 | Pharmacia, Upjohn, Wamer-Lambert, Parke-Davis, Wyeth, Ameican Home Products |
| | Merck | 默沙东 | 1899 | 药品 | Schering Plough, Organon |
| | Abbvie | 艾伯维 | 1888 | 药品 | Abbott Pharma, Allergan, Actavis, Pharmacyclics |
| | Bristol Myers Squibb | 百时美-施贵宝 | 1858 | 泻药 | Bristol-Myers, Squibb, Celgene, Madarex, Amylin, DuPont-Pharma |
| | Amgen | 安进 | 1980 | 生物制药 | Immunex, Abgenix |
| | Gilead | 吉利德 | 1987 | 生物制药 | Pharmasett, Kite |
| | Eli Lilly | 礼来 | 1876 | 药品 | Imclone, ICOS, Loxo |
| | Celgene | 新基 | 1986 | 化学品 | Juno, Abraxis |
| | Regenerro | 再生元 | 1988 | 生物制药 | — |
| | Vertex | 福泰 | 1989 | 生物制药 | Aurora, Semma |

续表

| 区域 | 公司 | | 成立年份 | 初始商业类型 | 兼并的药业实体 |
|---|---|---|---|---|---|
| 欧洲 | Roche | 罗氏 | 1896 | 维生素 | Genentech，Syntex，Ignyta，Chugai（60%所有权） |
| | Bayer | 拜耳 | 1863 | 染料 | Schering AG |
| | Novartis | 诺华 | 1758 | 化学品 | Ciba-Geigy，Sandoz，Chiron |
| | GSK | 葛兰素-史克 | 1848 | 药品 | SmithKline Beecham，Glaxo，Burrrough Wellcome |
| | Sanofi | 赛诺菲 | 1863 | 染料 | Avenyis，Genzyme，Hoechst，Rhone-Poulenc，Marion-Merrell Dow |
| | AstraZeneca | 阿斯利康 | 1913 | 医药 | Astra AB，Zeneca，Medlmmune |
| | Boehringer-Ingelheim | 勃林格-殷格翰 | 1885 | 食品添加剂 | —— |
| | Novo Nordisk | 诺和诺德 | 1923 | 医药 | Novo Therapeutisk，Nordisk Laboratorium |
| 日本 | Takeda | 武田 | 1781 | 药品 | Shire，Millennium，Ariad |

## 1.2　现今药物研发新技术和趋势

药物发现利用化学生物学和计算机辅助药物设计（CADD）方法，有效地遴选和优化先导化合物。一方面，化学生物学主要涉及阐明靶标的生物学功能和化学调节剂的作用机制。另一方面，计算机辅助药物设计利用靶标蛋白（基于结构）或已知的具有生物活性的配体（基于配体）的结构知识，来确定有前途的候选药物，这种方法可以有效减少测试化合物的数量。计算机辅助药物设计方面的重大进展、生物信息学的进步、软件的发展以及理性设计的快速发展，促使分子对接和动力学模拟相结合。目前，制药公司和学术研究团体都在使用各种虚拟筛选技术，以减少发现一种强效药物所需的成本和时间。尽管这些方法发展迅速，但对未来的药物发现工具持续改进至关重要。基于结构和配体的药物设计优势表明，它们的互补使用以及与实验常规的结合，对药物设计的合理性具有重要影响。

目前药物发现可由以下几个阶段组成。

（1）靶标蛋白的识别阶段，包括发现和分离单个靶标蛋白，以研究其功能与特定疾病的联系。

（2）验证药物靶标与疾病相关联的阶段，以及它们与伴侣分子结合后调节体内生物功能的能力。

（3）先导化合物优化阶段，包括通过对先导化合物及其类似物的迭代评估来提高药效和其他重要性质。此外，通过建立化合物的构效关系（structure-activity relationships, SARs），以明确相关的药代动力学和药效学特性，评价合成的先导化合物药效性质。

（4）临床前阶段，包括药物合成和药物配方研究、体内动物药效和毒性研究，以及药物识别靶点的机制研究等。

（5）临床试验阶段，包括临床Ⅰ期、Ⅱ期、Ⅲ期三个阶段，研究候选药物在人类志愿者身上的安全性、不良副作用、剂量、疗效、药代动力学和药理特性。

一般来说，计算机辅助药物设计方法分为基于结构的药物设计（structure-based drug design, SBDD）和基于配体的药物设计（ligand-based drug design, LBDD）两种方法其工作流程如图1.1所示。基于结构的药物设计是由靶标蛋白来发现药物分子。当靶标结构已知并且有一个三维结构时，就可以使用基于结构的药物设计。如果没有靶标结构，可以使用同源建模来建立结构。基于结构的药物设计方法包括使用靶标蛋白（酶/受体）的三维结构来生成或筛选潜在的配体（调节剂），然后进行合成、生物测试和优化。相比之下，基于配体的药物设计是由一组配体指导药物发现，通常是在缺乏靶标蛋白三维结构时的应用策略。基于配体的药物设计方法是将一组具有不同结构且已知潜力的化合物分子，通过计算建模方法来构建理论预测模型。然后，这些模型被用于结构优化，以增强效力，并通过虚拟筛选大型化学数据库来识别新的化学实体。几十年来，这两种类型的CADD方法分别不断改进和发展。需要特别指出的是，在药物发现过程中，结合不同的基于结构和基于配体的药物设计策略已被证实比任何单一方法都更有效，因为这两种方法都能够弥补对方的缺陷。

新药开发10年10亿美元的投资使该行业成为三高行业（高投入、高风险、高回报）。时至今日，这一耗时和成本不但没有减少，还有增加的趋势。目前，新药开发平均需要12年的时间，26亿美元的投入（图1.2）。人工智能的出现给制药带来了全新的希望。

在过去的几年里，制药行业开发的新药和先导化合物的数据量急剧增加。然而，数据的增多也带来了药物结构获取方式、审查标准以及生物活性测试等复杂的临床前问题的挑战。这种情况激发了人工智能的发展，它可以通过高强度自动化编程处理大量数据。人工智能是一种基于技术的系统，包括各种先进的工具和网络，可以模仿人类的智能。与此同时，它并不会完全取代人类的物理存在。人工智能利用能够解释和学习输入数据的系统和软件，为实现特定的目标做出独立的决定，其在制药领域的应用也在不断拓展。

《麻省理工学院科技评论》发布的2020年度"全球十大突破性技术"中，"人工智能辅助药物设计"入选。药物发现过程包括药物靶标的选择与确认、先导化合物的确定、构效关系的研究与活性化合物的筛选以及候选药物的确定等步骤。化合物的结构空间过于巨大，据估计约含$10^{60}$个分子，找到有价值的候选药物有如大海捞针。

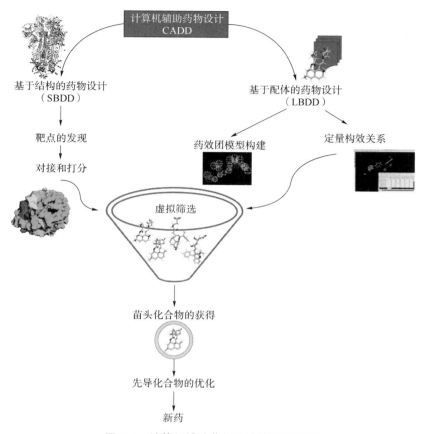

图 1.1　计算机辅助药物设计的工作流程

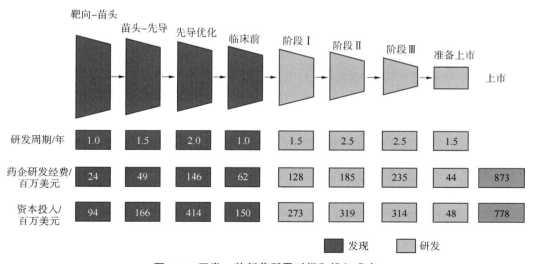

图 1.2　开发一款新药所需时间和投入成本

可以想象，人工智能在医疗领域的应用将会带来巨大的变革，其中之一便是通过帮助合理设计药物来推进药物研发。借助人工智能，药物研发可以摆脱实验室时间和地点的限制，随时随地参与药物开发。除此之外，人工智能还能够协助医生进行决策，为病人制订正确的治疗方案，其中包括个体化药物。同时，人工智能还可以管理产生的临床数据，并将其用于未来的药物开发，从而加速新药的上市速度，减少药物研发成本，提高医疗保健服务的质量和效率。E-V AI 是由 Eularis 开发的一个分析和决策 AI 平台，它使用机器学习（machine learning，ML）算法和易于使用的用户界面来创建基于竞争对手、主要利益相关者和当前市场份额的分析路线图，以预测药品销售的主要驱动因素，从而帮助营销主管分配资源以获得最大的市场份额，扭转糟糕的销售，并使他们能够预测在哪里进行投资。人工智能在药物发现和开发中的应用如图 1.3 所示。

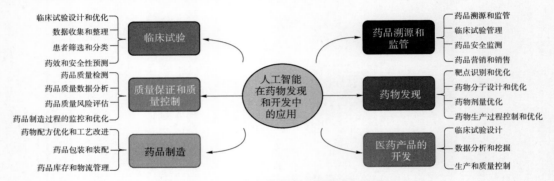

**图 1.3　人工智能在药物发现和开发中的应用**

为了提高药物筛选效率，先用基于结构的虚拟筛选（structure-based virtual screening）方法减少被测化合物的数量，然后采用生化实验方法（如抑制酶的 $IC_{50}$）或者物理方法［如等离子表面共振技术（surface plasmon resonance，SPR）或等温滴定量热法（isothermal titration calorimetry，ITC）］确证被测分子的确与药物靶标分子有相互作用。因此，精确的靶标结构数据的获取是基于结构的药物设计（SBDD）的关键之一。特别是近些年才突破的高分辨冷冻电镜技术能把分子的热运动降到最低，使我们逐渐看到难以结晶的蛋白质（尤其是膜蛋白）的三维形状。截至 2021 年 7 月 26 日，蛋白质结构数据库（PDB）已经收集 180 419 个蛋白质三维结构数据。2021 年，西雅图华盛顿大学的 David Baker 团队和伦敦 DeepMind 公司的 John Jumper 与 Demis Hassabis 团队，用深度学习技术从已知的蛋白质结构数据分别开发了预测蛋白质的三维结构程序 Rosettafold 和 Alphafold2，为蛋白质缺失的数据做了重要补充。不足的是，药物设计需要的结构数据是蛋白质与配体的复合结构（receptor-ligand complexes）数据，而人工智能预测的是无配体的蛋白质结构数据；而且蛋白质的构象是高度动态的，受生命体系各种参数（如温度、物质成分、pH）的调控，目前预测的蛋白质静态折叠构象与蛋白质的动态行为相差很大，今后需要人工智能能预测长时程的四维（空间三维+时间尺度）蛋白质结构，目前该领域是人工智能研究的前沿。

人工智能辅助药物设计领域涌现了一批独角兽公司，包括 Insillico Medicine、Benevolent AI、Atomwise、Numerate、NuMedii、Exscientia 等。2019 年，来自 Insilico Medicine 的 CEO 亚历克斯·扎沃龙科（Alex Zhavoronkov）和多伦多大学的艾伦·阿斯普斯·古济克（Alán Aspuru-Guzik）训练一个模型，其中筛选出一个治疗肺纤维化的靶点，在 21 天内从 30 000 个小分子化合物中筛选出 6 种 DDR1（一种涉及纤维化和其他疾病的激酶靶点）的强效抑制剂，其中一种候选药物在小鼠实验中显示出良好的药代动力学。整个研发过程只花了不到 18 个月的时间和大约 200 万美元，刷新了研发速度和最低成本纪录。英国 Exscientia 和日本住友大阪制药（Sumitomo Dainippon Pharma）宣称，他们用人工智能技术设计的抗强迫症药物 5-HT1A 受体激动剂 DSP-1181，是全球首个由 AI 设计进入临床试验的候选药物，于 2020 年 1 月在日本开始临床 I 期试验。DSP-1181 从最初的筛选到临床前测试结束，用时不到一年（2022 年住友大阪制药官网显示已在临床 I 期停止开发）。但也有不少人对此提出了质疑，诺华的药物化学家 Derek Low 认为，DSP-1181 的靶点并非新靶点，结构也非常类似于已有的 DDR1 激酶抑制剂骨架。

人工智能系统不但可以通过模拟计算，减少在体外或体内系统中实际测试的合成化合物的数量来降低研发支出，还可以通过逆合成分析提出可行的合成路线。20 世纪 60 年代，有机合成大师科里（E. J. Corey）教授提出了逆合成分析法，将目标分子分解为更小的砌块，并最终倒推出市场上可购买到的试剂，为化学家完成复杂有机分子的合成提供了强大的思维工具，他也因此获得 1990 年诺贝尔化学奖。2016 年，波兰科学院 Bartosz Grzybowski 教授与韩国蔚山国家科学技术学院联合，开发了一款名为 Chematica 的软件（现已更名为 Synthia™，2017 年 5 月被德国制药巨头默克收购）；Wiley 自己也开发了一款建立在"大数据"和"机器学习"基础上的化学合成软件 Chemplanner。

人工智能驱动的预测模型可以贯穿药物研发的全流程，为整个药物发现、开发和注册中的决策提供信息。这些步骤包括选择正确的治疗靶点、最佳候选药物、适当的剂量和给药方案，以及将适当的患者纳入临床研究。新药研发的技术层出不穷，每一次都被寄予厚望，但新药研发的复杂性和高风险还是让这些技术沦为新型的开发工具之一。人工智能是否能取得以及何时能取得决定性优势，尚拭目以待。也许正如阿玛拉（Roy Amara）所说："我们往往会高估一项技术的短期影响，而低估其长期影响。"虽然目前人工智能还在初级阶段，也还没有人工智能药物上市，但是人工智能可以帮助人类打造时间更快、成本更低和更有效的药物开发流程，未来人工智能设计药物指日可待。

## 1.3　思政课程：长盛不衰的阿司匹林

抗炎药物阿司匹林现在是世界上最常用的药物，它在预防心脑血管疾病方面的新作用是革命性的，这些成功来自众多科学家接力赛般的努力，最终使阿司匹林获得市场上的巨大成功。

阿司匹林的发现可以追溯到 3 500 多年前，当时柳树皮被用作止痛药和退热药。人们一直无法知道柳树皮里究竟含有什么物质，以至于具有这样神奇的功效，直至 1838 年，法国药学家勒鲁（Henri Leroux）和意大利化学家皮里亚（Raffaele Piria）成功地从柳树皮里分离提纯出活性成分水杨苷（Salicin）（水杨苷水解、氧化，可变成水杨酸），才解开这个千年之谜。1852 年，蒙彼利埃大学化学教授古德哈特（Charles Gerhart）发现了水杨酸分子结构，并首次用化学方法合成水杨酸，然而该化合物不纯且不稳定，导致无人问津。19 世纪晚期，科学家对水杨酸盐类开始了漫长的临床研究之旅。1876 年，邓迪皇家医院的医生麦克拉根（John Maclagan）在《柳叶刀》上发表了首个含有水杨酸盐的临床研究，该研究发现水杨酸盐能缓解风湿患者的发热和关节炎症。水杨酸钠开始用于解热镇痛和关节炎以及痛风等疾病治疗。

1890 年，德国染料制造商——拜耳成立了一个制药部门，为科学家提供研究设施。这个部门的建立大大推进了大量药物的发展。拜耳制药部门的主管艾兴格林（Arthur Eichengrün），其助手霍夫曼（Felix Hoffmann）和负责临床试验药理学部分的负责人德瑞瑟（Heinrich Dreser）对发现阿司匹林起到了重要作用。1897 年，艾兴格林决定开发一种不会引起胃刺激的水杨酸，他把这项任务分配给助手霍夫曼，之后霍夫曼开始试图从干绣线菊叶子中提取水杨酸，并实现了乙酰化水杨酸的苯酚基团的化学反应，产生乙酰水杨酸。乙酰水杨酸的功能后续通过德瑞瑟药理学部门的临床试验证实，该药很快被称为阿司匹林。最初的报道称这是一种成功的退热药，但德瑞瑟起初并未重视其潜在的价值，理由是它可能导致心动过速。在发现阿司匹林 10 天后，霍夫曼又通过类似反应优化合成了第二种著名的药物——二乙酰吗啡，也被称为海洛因，这种药物对缓解疼痛非常有效。令人讽刺的是，这两种对人类而言，一个救人、一个害人的药物，当时竟然出现在拜耳的同一张商业广告上。

阿司匹林问世近半个世纪后的 1945 年，鲁道夫·辛格（Rudolf Singer）首先发现，进行扁桃体切除术的患者应用阿司匹林止痛后，会出现术后继发性出血，故认为阿司匹林可能影响凝血过程。直到 1971 年，约翰·维恩（John Vane）才阐述了阿司匹林的基本作用机制，发现阿司匹林可以抑制前列腺素的合成，这给人们带来了关于阿司匹林新的认知。随后一些研究更深入挖掘了阿司匹林的作用机制，发现阿司匹林能不可逆地抑制环氧合酶 1（cyclooxygenase-1，COX-1），从而减少血栓烷 A2（thromboxane A2，TXA2）的生成，而 TXA2 是强有力的血管收缩剂和血小板聚集刺激因子，说明阿司匹林不仅是抗炎药物，还是有效的抗栓剂。在此期间，有临床研究显示，阿司匹林用于降低心肌梗和脑卒中死亡有效，人类从此打开了阿司匹林用于心脑血管疾病的大门。

## 思考题

1. 在药物研发史中，为什么早期以抗微生物药物研发为主？这种表型筛选模式为什么逐渐过渡到基于作用靶标的筛选模式？

2. 现代药物的研发成本为什么居高不下？

3. 你认为人工智能的出现会怎样改变未来药物开发的模式？

# 第2章
# 先导化合物的发现

美国化学会下设的化学文摘社（Chemical Abstract Service，CAS）收录了1957年以来公开报道的化合物，并给化合物分配一个唯一的CAS登记号，相当于化合物的身份证号码。2015年7月1日，CAS收录了第1亿个化学物质（CAS 1786400-23-4），这是一个用于治疗急性髓细胞性白血病的新化合物。值得注意的是，在CAS物质数据库中的1亿个物质里，大约有7500万个物质是过去10年新增的。2019年5月8日，第1.5亿个化合物诞生，CAS登记号为2306877-20-1，是由默克研发的两种激酶（TBK和IKK）的抑制剂，用于治疗癌症和免疫性疾病。

已知结构的化合物虽然超过1亿，但是具有明确生理活性的化合物数量相对较少，能成药的化合物更为稀少。那么，满足什么样性质的化合物才能有潜力进入药物化学家的视野中呢？

苗头化合物（hits）是设计新药的起点，它应该具有可能与治疗相关的预期活性，可以来自自然界或合成化合物的高通量筛选或计算机软件的虚拟筛选。具体而言，活性化合物需要符合以下标准：①在相关生物测试中表现的活性可以重复；②结构明确且具有高纯度；③对研究的靶标具有专一性；④结构和靶标的对应关系具有新颖性；⑤结构易于化学合成。第①、②和④条是更为重要的原则，因为如果化合物结构被错误归属或者杂质的活性掩盖了真正的活性，都会对项目造成误导；而第③和⑤条并非绝对的，因为不良的性质和复杂的工艺可以在后续改进中优化。苗头化合物的生物活性水平并不需要非常高，而是否有毒性或不良药理反应也并不重要，只需要具有新颖的骨架或靶标。

如果该苗头化合物经过结构改造，进一步满足了以下标准，将被称为先导化合物（leads）：①必须在动物体内有活性；②无hERG（human ether-a-go-go related gene）毒性；③必须有清晰的构效关系；④不能有化学反应功能；⑤具有专利新颖性。这些标准具有指导性，但根据近些年新药的新进展也有商榷之处。例如，目前一些抗癌化合物被有意设计为能与癌细胞中蛋白质反应并形成共价键的弹头（warhead），如具有迈克尔加成受体。此外，导致化合物不具有开发价值的毒性因素也不仅仅限于hERG，还包括致癌、致畸等。先导化合物是指一个对特定靶点有活性的化合物，早期新药发现的先导化合物就是由苗头化合物或者是其衍生物进行优化得到的。为了能够将先导化合物成功优化成临床前候选药物，除了要经过一系列优化阶段，还要确定待优化的先导化合物能够满足通行的标准（如物理化学性质、生物化学性质、药代动力学、体外毒性及其他性质）。

先导化合物经过迭代结构优化提高活性和类药性，改善体内活性和毒性，即进入临床候选化合物。1997 年，辉瑞资深药物化学家利平斯基（Christopher A. Lipinski）分析了 2 000 多种临床 II 期后的药物理化特征，总结出筛选类药分子的 5 条基本规则：①氢键供体（OH 和 NH 基团的总和）数目<5；②氢键受体（N 和 O 的总和）数目<10；③分子量（MW）<500；④脂水分配系数 lg $P$<5；⑤可旋转键的数量不超过 10 个。这些规则被称为类药五规则（rule of five，RO5，又称为 Lipinski 规则）。如果一个化合物违反其中任何两个，将可能面临水溶性或透膜性差的问题。很快，Lipinski 规则成为药物化学家设计药物时必须参考的结构参数。2015 年—2020 年 6 月，美国 FDA 批准的 164 种小分子药物中，超过 3/4 的药物遵循 Lipinski 规则。这表明，Lipinski 规则仍然是一个新化学实体成功概率的指标。

## 2.1　天然产物来源

自然界通过进化选择了具有药理活性的化学物质，因此寻找能够产生先导化合物的自然提取物比寻找随意合成的化合物更具有可能性。但是天然提取物结构复杂很难被合成，必须依靠自然来源供给；合成很难也意味着开发先导化合物时，骨架结构难以实现改造，导致大量结构高度相似的化合物被合成。

我国的药用植物有 1.1 万余种，其在临床的药效验证基础上加以发掘，在某些单体分子取得了成功，如青蒿素（2.1），它是一种从黄花蒿中分离出的含有内过氧桥的倍半萜内酯类化合物。一些抗癌药物，如喜树碱（2.2）、紫杉醇（2.3）、长春碱（2.4）等均从植物中发现。

2.1

2.2

早期紫杉醇主要是从太平洋紫杉的树皮和木材中分离得到。全球每年对紫杉醇的需求量达到吨级，然而，紫杉醇在紫杉树皮中的含量仅为万分之一，即 1 万 kg 紫杉树皮只能提取出 1 kg 紫杉醇。法国国家科学研究中心的庞蒂尔（Pierre Potier）研究表明，从欧洲红豆杉针叶中分离出相对大量的化合物前体 10-脱乙酰基巴卡亭（deacetylbaccatin）来半合成（4 步反应）紫杉醇是可行的，该路线经不断优化后，成为商业化制备紫杉醇的路线。在全合成的发展上，2020 年有机合成界公认的世界顶尖科学家巴兰（Phil S. Baran）报道的紫杉醇全合成路线需要 24 步，总合成收率是 0.001%；2021 年，我国李闯创开发的全合成路线需要 21 步，合成收率提升到 0.118%。显然，复杂骨架的天然产物药物的开发仍然受限于缺乏低成本的工业化制备方法。

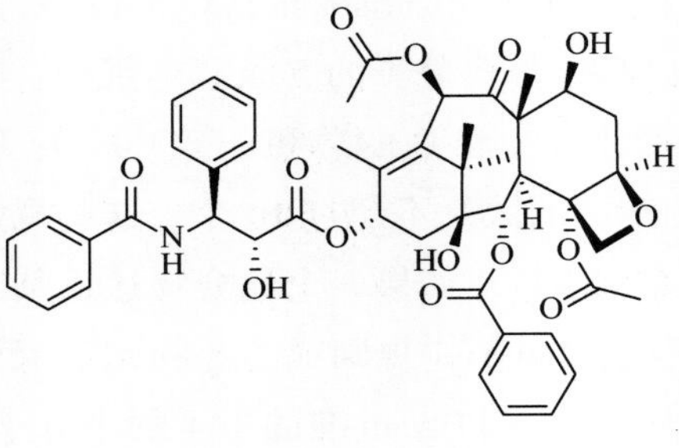

2.3

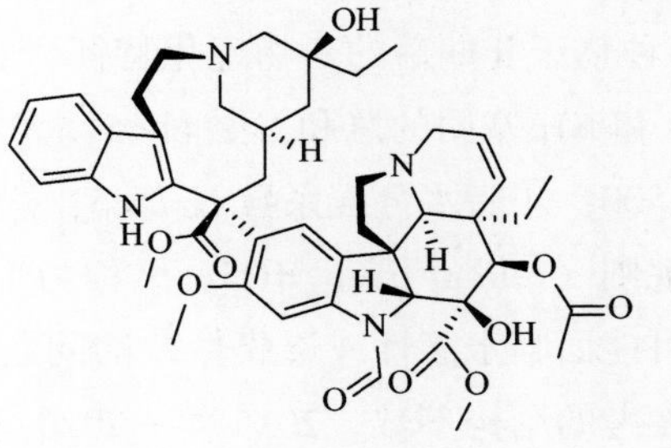

2.4

长春碱是单萜类吲哚生物碱，需要大约 500 kg 干燥的长春花叶子才能产生 1 g 长春碱。2018 年，英国约翰英纳斯中心的康纳（Sarah O'Connor）教授及其团队在经过 15 年的研究后，采用现代测序和基因组技术阐明了植物中所剩下最后几个未知的合成基因，揭示了长春碱的完整合成基因通路。2022 年，丹麦的基斯林（Jay D. Keasling）团队进行了 56 次基因编辑，将 31 步的生物合成途径重编程到面包酵母中，分别产生文多灵和长春质碱，然后通过化学法将它们结合起来，利用生物-化学组合法合成了长春碱。随后，浙江大学的连佳长团队在非模式微生物毕赤酵母中重构了长春质碱的从头合成途径，产量比面包酵母至少高一个数量级。合成生物学的兴起把传统微生物发酵产生抗生素的优势拓展到其他植物来源的复杂分子上，通过现代基因技术变革了未来天然药物小分子的工业化获取新途径。

## 2.2 化合物库

众所周知，药物筛选是发现药物先导化合物的重要途径，而好的化合物库则是药物筛选的必备武器。化合物库是由特定结构或功能的实体化合物及其相关信息在某种特定的标准下组成的集合，通常作为新药发现或者细胞诱导的工具，帮助科学家找到新药研发的苗头化合物。

化合物库归类的方法多种多样，根据其性质和来源，市面上的化合物库分为以下三大类：①生物活性化合物库：市面上普遍使用的生物活性化合物库涵盖了 4 万种生物活性已知的小分子，其中有些是已上市或临床期的药物，有些是经典的有明确靶点的活性小分子，有些是初步文献报道表现良好生物学活性的化合物；②天然产物库：天然产物来源丰富，取自植物、动物和微生物的细胞、组织或分泌物，种类繁多，结构多样，含有糖类、糖苷类、苯丙素类、醌类、黄酮类、萜类、类固醇类、生物碱类、酚酸类，是制药行业获得先导化合物的重要来源，常用作高通量筛选或计算机辅助药物设计；③类药多样性化合物库：目前世界上商品化的化合物有 5 000 万个，精选质量可靠，类药多样性好的产品组成类药多样性化合物库，是多达数百万个小分子化合物的集合，是科学研究、新药物靶标筛选的有效工具。这些产品一次可以为高通量筛选的平台提供 1 万~20 万个性价比很高的类药多样性化合物库，非常适用于建设高通量筛选化合物库平台。下面列举一些常见的化合物库。

（1）ZINC 数据库：一个免费的用于虚拟筛选的商业化合物数据库，含有超过 7.5 亿个可购买的化合物，兼具生物活性和类药多样性两个化合物的特点。库中的分子结构已被赋予在生理条件下的质子化状态，并用诸如分子量、计算的 lg $P$ 和可旋转键的数量等特性进行了注释。库中的每个分子都包含供应商和采购信息，使用者可以通过许多流行的对接程序进行对接，虚拟筛选出命中化合物并直接采购。该数据库可通过该网站免费下载，网站中化合物结构有多种常见文件格式，包括 SMILES、mol2、3D SDF 和 DOCK 前配体准备的各种格式（图 2.1），结合分子绘图界面的基于 Web 的查询工具可以搜索和浏览数据库并创建子集。用户可以通过将自己的分子上传到服务器来处理它们。

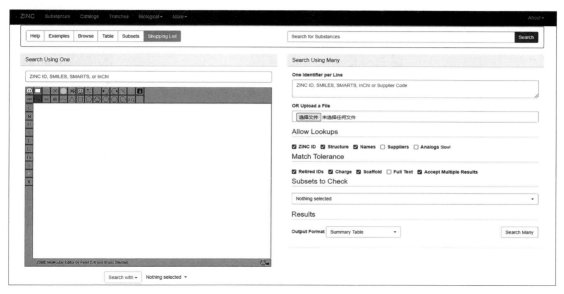

**图 2.1　ZINC 数据库底物搜索界面**

（2）TCM 数据库：传统中药（TCM）数据库，是天然产物库中的一种。几千年来，中药在东亚的医疗诊断和治疗中发挥着重要作用。然而，由于缺乏系统的研究和对中医疗法的了解，中医药在西方社会的认知度较低。近年来，中药的研究日益受到重视，从中药中分离和研究了大量具有生物活性的化合物。因此，建立中药数据库，对海量的中药数据进行整理，便于中药成分的虚拟筛选，从而获得作用于靶蛋白的有效化合物。虽然有很多网站详细介绍了中药的来源、古代药材文本的传统用法、处理和存储过程，如中药样本网站和中药词典，但这些数据库关于中药成分分子水平的信息很少。TCMGeneDIT 数据库是一个有效的中药相关文献搜索引擎，但其中药成分信息的组织并不完善。其他数据库包括 TCMD、Chinese Traditional Medicinal Herbs Database、TCM-ID 等，提供了有限的中药信息和中药成分的三维结构。然而，这些数据库要么无法访问，要么高度限制信息共享。ZINC 数据库是目前最大的免费 3D 分子数据库。然而，目前还没有类似 ZINC 数据库规模的中药相关数据库。为了建立一个完整的中药成分库，传统中药数据库 TCM Database@Taiwan 诞生（图2.2）。TCM Database@Taiwan 是目前世界上最大的非商业中药数据库。这个网络数据库包含了从453 种中药成分中分离出来的 2 万多个纯化合物，数据库中每个纯化合物的 cdx（2D）和Tripos mol2（3D）格式的药物结构都可以下载供虚拟筛选。中药数据库包括简单和高级的基于 Web 的查询选项，可以指定搜索，如分子性质、子结构、中药成分和中药分类，基于预期的药物作用，通过构建 TCM Database@Taiwan，可以进一步促进中药先导化合物发现试验设计中的虚拟筛选过程。

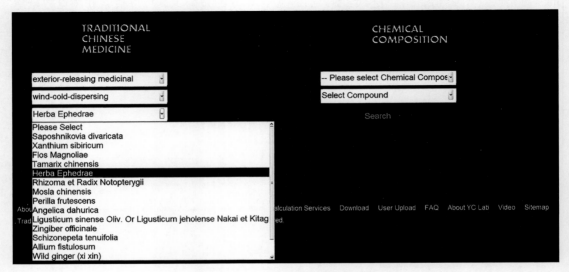

**图2.2　TCM 数据库搜索工具界面**

（3）类药多样性化合物库：多为商品化合物库，用于高通量筛选或工业生产。如TargetMol 商业数据库，该化合物库包括生物活性化合物库、天然产物化合物库、活性碎片库和类药化合物库（图2.3）。这些库已通过生物活性测试验证，并被研究机构和制药公司广泛应用于互补筛选策略中。在药物发现中，识别发现新颖且活性优良的先导化合物仍然是目前药物研发的最大挑战之一。过去 10 年中，在项目的早期阶段，通过高通量筛选大量骨架多样性的活性化合物用于识别潜在调节靶点，已成为药物发现的范式。但是这种大规模活性筛选成本高昂，因此需要针对药物发现的规模和速度进行优化试验，聚焦生物活性库筛选，用于提高获得活性化合物的命中率，辨别先导化合物构效关系。从本质上讲，药物筛选是为了发现具有特定生物学功能的小分子化合物，而其生物学功能本质上取决于分子结构。从理论上讲，筛选的分子结构越多，覆盖的化学空间越大，药物筛选的成功率越高。因此，挑选适当数目且结构多样的化合物库就至关重要。

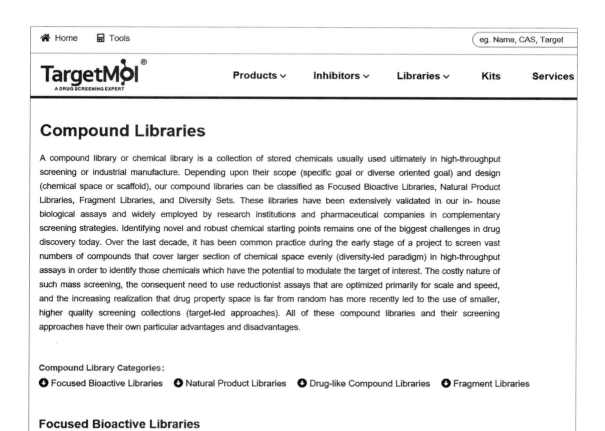

**图 2.3　TargetMol 商业数据库工具界面**

国内外上市药物也构成了宝贵的化合物库，其中老药新用（drug repurposing）就是针对新靶标把上市药物分子进行活性筛选，其最大的优势是临床安全性有保障，只需确认活性即可加速研究进度。最具有戏剧性转变的是"海豹胎"事件的元凶——沙利度胺，其曾经在 20 世纪 50 年代以"反应停"为商品名，用于治疗早孕呕吐，但最终由于严重的致畸反应导致上万名婴儿四肢不全而被强制退市。当时美国 FDA 因为坚持认为其关于人的安全性实验数据缺乏而未批准上市，美国本土人民免遭厄运。但随后的研究发现，这个声名狼藉的分子对麻风病患者的自身免疫症状有治疗作用，此后进一步发现其对多发性骨髓瘤等疾病均有治疗作用。1998 年，美国 FDA 批准沙利度胺上市销售，治疗麻风性结节性红斑；2006 年，美国 FDA 批准该药用于治疗多发性骨髓瘤。

此外，还有实验室这种小型分子数据库以及目前一些公司自主构建的药物分子库。这些小分子库本来就是被设计用于生物活性筛选，故比普通的化工试剂库具有更好的成药性优势；不足的是，所得化合物常常是为构效关系研究制备的，所以是少量特定骨架的大量类似物，结构的多样性较差。小分子库还有些需要注意的问题：存储时间久远的化合物必然会经历各种保存不善的可能性，空气中的氧气和水以及环境温度和光、残留的酸碱物质等这些因素不可避免地也会导致降解杂质生成，而这会导致项目中出现错误的构效关系判断。因此，测试前进行结构纯度鉴定是必要的，测试后对高活性化合物进行结构再鉴定也是非常必要的。

## 2.3　组合化学和高通量筛选

组合化学（combinatorial chemistry）是一个新兴的学科和技术，于 1993 年首次在科学论文中提出。它利用高通量技术，通过不同反应条件、反应物和反应方式快速合成大量的化合物库，以寻找具有特定性质的化合物。传统的化合物合成方法需要一个一个进行分别合成、纯化和鉴定，工作量非常大；而组合化学则通过每一步实现多个相同类型的反应，进而利用平行合成策略（图 2.4）或混合-分开策略（图 2.5），快速合成多个群集分子，这些化合物往往以混合物形式存在，无须分离直接用高通量筛选，这种方法对检测出具有潜在活性的混合物，再从中分离纯化鉴定有活性的单体分子非常有用。组合化学的哲学是与其花费人力、物力去制备不具活性的高纯度化合物，还不如着重于获得候选化合物结构上的多样性。组合化学的优势在于其高效合成策略，例如固相多肽有机合成，每步反应结束后，只需简易地过滤和洗涤树脂，即可实现每步产物的纯化，最终产物的获取可以通过切断与树脂的化学键实现。同时，再利用多肽的合成策略，如平行合成策略或者混合-分开策略，通过有限的加和步骤，实现多肽库乘方数级的快速构建。

现代基因技术可以制备高纯度足够量的蛋白质用于筛选，在此基础上，高通量筛选技术（high throughput screening，HTS）以微板形式作为实验工具载体，以灵敏快速的检测仪器采集实验结果数据，利用高灵敏度的生化方法进行评价和筛选，如染料染色、荧光标记、同位素标记，以自动化操作系统执行操作选出活性最高的化合物。高通量筛选技术是评估分析受体和酶的激动剂和拮抗剂的有用工具，广泛用于制药行业，利用机器人和自动化来快速测试大量分子（通常是药物）的生物活性。它们加速了目标分析，因为大规模化合物库可以以经济高效的方式快速筛选。高通量药物筛选要求反应总体积小，而且反应具有较高的特异性和敏感性，因此对于筛选模型也要求较高，常用的筛选模型都建立在分子水平和细胞水平上，观察药物与分子靶点的相互作用，认识药物的基本作用机制。下面概述不同水平的筛选模型。

（1）酶、受体等分子水平的筛选模型。

酶、受体等分子水平的筛选模型是一种利用计算机模拟技术来预测化合物与目标酶、受体等分子相互作用的药物筛选模型。该模型通过对药物与目标分子的结构、构象、电荷、亲水性等多方面的计算和分析，预测药物与目标分子之间的相互作用强度、位置、作用机制等信息，从而筛选出高效、低毒性的化合物。

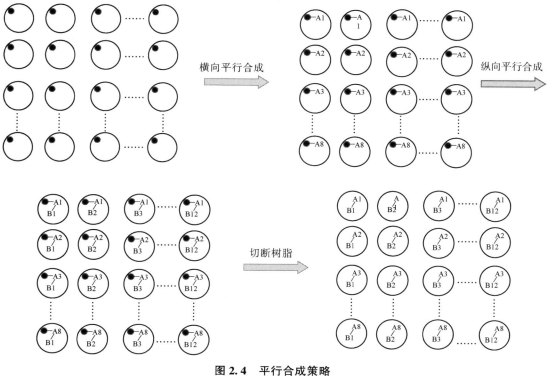

**图 2.4 平行合成策略**

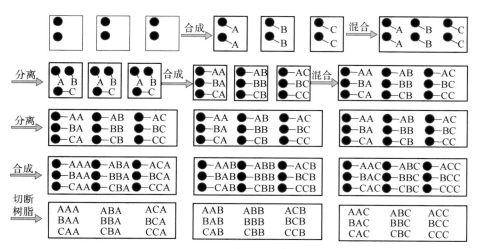

**图 2.5 混合-分开策略**

实际应用中，这个模型可以通过先将目标分子的结构信息输入计算机程序，对目标分子进行分析和处理，得到目标分子的三维结构信息。接着，将药物分子的结构信息输入计算机程序，对药物分子进行分析和处理，预测它们与目标分子之间的相互作用模式和可能的药效。通过分析模拟结果，可以筛选出具有较高活性和较低毒性的化合物，进一步进行药物研发和临床试验。

酶、受体等分子水平的筛选模型在药物研发中起着重要作用，它可以大大减少实验室实验的数量和时间，降低药物研发的成本，并提高新药的成功率。该模型的优势在于能够快速筛选出具有良好作用的化合物，并可预测化合物的毒副作用，从而减少药物在临床试验阶段的失败率。该筛选模型为药物研发提供了新的思路和方法，使药物研发更加高效和精确，为治疗疾病提供了更多的选择和可能。

（2）细胞水平的筛选模型。

目前，基于细胞水平的药物开发和检测方法的建立、应用已经成为高通量筛选的一个重要课题。早期药物筛选模型多采用二维单层细胞培养，且通常使用原代细胞或来源于永生化细胞系的传代细胞。然而，这种模型具有很大的局限性，仅将细胞培养于二维平面之上，可能会引起细胞变形以及细胞内部骨架的重塑，并且缺乏细胞与细胞外基质的相互作用，令系统无法匹配人体真实内环境的复杂性。与之相比，体外三维细胞培养系统则具有显著优势，能更准确地模拟人体生理情况，更好地控制血管生成、趋化因子产生、细胞迁移和黏附等基因的表达；但三维培养模型的建立也需要相对复杂的条件和技术。目前，三维培养技术主要分为有支架技术和无支架技术，有支架技术如使用多孔性水凝胶、细胞培养插入物、海绵或微载体等构建细胞支架来模拟天然细胞微环境的结构和力学特征；无支架技术如利用微图案化、悬滴培养等方法使细胞以可控的独特模式进行三维生长。将微流体芯片与三维细胞培养相结合是近年发展的新技术，通过各种灌注和培养通道以模拟体内血管网络，最大限度地重现人体组织器官的天然构造和生理功能。

将药物筛选模型配合以高效的检测技术，才能够做到快速筛选作用于特定靶标并具有特定生理效应的化合物。目前应用较为广泛的新型检测技术包括高内涵筛选（HCS）技术和表面等离子体共振（SPR）技术等，其中高内涵筛选技术是在高通量筛选技术的基础上，结合高分辨率显微镜自动成像技术，同时检测化合物样品对细胞形态、生长、分化、迁移、凋亡、代谢途径及信号转导等各项指标的影响，从而获得被筛样品对细胞产生的多维立体和实时快速的生物效应信息；表面等离子体共振技术是利用等离子共振原理检测生物传感芯片上配位体与分析物之间相互作用的一种新技术，最大的特点是无须对样品进行标记或衍生化处理，并可以完成全过程实时动态分析。

（3）组织器官水平的筛选模型。

组织器官水平的筛选模型主要是将待检测化合物加入特定的离体组织或器官模型上，通过检测相应生理指标和各种参数的变化，来评价该化合物可能具有的生物活性。较为传统的方式是直接采用从动物体内提取的组织、器官来体外培养以进行药物筛选，但该方式存在操作烦琐、耗时费材等缺点。随着生物学组织工程技术的发展以及微流体学、仿生学等科学的成熟，"器官芯片"应运而生。它是将微流体技术集成在一个芯片内，通过微流体的性质对其进行操控，完成混合、分离、分析和检测等多项任务，并与体外三维细胞培养技术相结合，利用仿生材料和生物成像工具等，在微流体细胞培养室内定制化学和物理培养环境，目的是在特定器官背景下构建体外功能性疾病组织模型，并在其上进行药物筛选实验。通过芯片上多个经过特殊设计的微腔室和可控制的灌注通道、分离和合并通道、泵、阀门以及集成的电气和生化传感器等装置，最大限度地模拟体内的脉管系统，实现对细胞微环境的精确控制，以及各个部分的相互贯通和信号连接，及时进行营养/气体交换和代谢废物排出，以维持组织的正常代谢功能，并可以提供血管信号因子，这些信号能够起到对器官再生的诱导、规范和指导作用，保证对内环境稳态的维持。微流体的操纵技术主要存在三种互补模式：灌注流动模式、基于液滴的模式和微阵列模式，目前较为广泛地应用于体外心脏、肺、肝脏、肠道等组织器官的构建。器官芯片可以很好地桥接动物模型和传统的细胞模型，在药物发现的早期阶段产生更可靠的初始数据，但是由于其结构复杂、成本高等缺点，很多设计还存在着无法与实际的高通量筛选过程相兼容等问题。

（4）动物水平的筛选模型。

动物水平的筛选模型是一种较为传统的筛选方式。进入 20 世纪，由于药理学和生物化学技术的不断进步，动物水平的筛选模型得到快速发展。动物水平的筛选模型涵盖了正常动物模型和疾病动物模型，鉴于正常动物无法较为充分地反映一种化合物在病理情况下的有效治疗作用，因此在药物筛选中应用更广泛的是疾病动物模型。疾病动物模型利用疾病状态的不同生物，根据其表型变化来评价被筛药物的可能治疗效果，使人们从生物机体整体层面来探究药物的治疗作用，不需要事先了解分子作用机制，在给定疾病状态下，基于表型分析中的活性可更有效地转化为治疗效果。目前，国内外已成功利用诸多进化地位不同的模式动物来构建近似模拟人类疾病的模型，运用较为广泛的有线虫、啮齿类、斑马鱼、猪、非人灵长类等。但是，动物水平的筛选模型也面临着挑战，很多时候它需要在不能预知分子作用机制的背景下设计参数优化候选药物的分子特性。此外，应考虑如何与新的筛选技术结合、解决传统局限性、改变主要依赖手工操作的方法，提高通量，以及如何提高其稳定性和可靠性，把实验外的无关因素、与人类之间的种属差异等对药物作用效果的影响降到最低。

近年来，随着现代遗传学和基因组改造技术的飞速发展，实验动物人源化成为动物模型研究的一个热点，将已确定的人类疾病有关基因产生的突变直接引入小鼠等模式动物基因组，构建人源化动物模型，以尽可能降低疾病动物与人类之间的种属差异。

## 2.4　基于片段的药物发现

基于片段的药物发现（fragment-based drug design，FBDD）是指针对目标分子筛选小分子化合物，然后优化和连接这些高亲和力的片段，创建命中率高且具有亲和力的配体。该方法主要包括：①设计并建立由片段分子组成的化合物库；②根据靶蛋白的三维口袋，对化合物库中的分子进行生物活性筛选，筛选出只作用于受体的一个位点具有弱活性

（IC$_{50}$：50 μmol/L~1 mmol/L）的苗头片段分子；③利用 X 射线晶体学、核磁共振以及质谱技术对这些分子片段与靶蛋白的结合模式与结合强度进行分析，把多个弱相互作用的片段连接起来，通过协同作用提高亲和力，最终缀合成一个高活性的新分子（图 2.6）。在初始筛选中，碎片的结构新颖性不重要，但要求该类化合物分子量较小，为后续修饰衍生成可专利化的药物分子留下足够的化学空间。

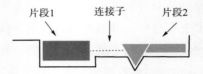

图 2.6　基于片段发现先导化合物

对于这类片段分子通常有以下挑选原则：①分子量（MW）≤300；②clg $P$≤3；③可旋转键（rotatable bonds）≤3；④氢键供体（hydrogen-bond donors）≤3；⑤氢键受体（hydrogen-bond acceptors）≤3；⑥极性表面积（polar surface area，PSA）≤60 Å$^2$。

例如针对 DNA 解旋酶抑制剂，用计算机筛选了 35 万个低分子量化合物，得到 14 类 150 个苗头化合物，进而利用 SPR、NMR 和 X 射线衍生确定了 7 类具有结合力的碎片分子。其中，吲唑（2.5）的最大失效浓度>250 μg/mL，而演化的中间体（2.6）失效浓度约 8 μg/mL，最后通过构效关系研究迭代优化得到目标化合物（2.7），其活性达到30 ng/mL。

## 2.5　思政课程：中药所提供的发展优势

中药包括传统草药在内，几个世纪以来一直被用于预防、治疗和治愈疾病。除了直接用于治疗药物外，药用植物也是药理药物研究和开发的重要来源。中医学说的基础是《黄帝内经》和《伤寒论》等书籍，以及阴阳五行等宇宙学概念。中药材文献可以追溯到公元前 1100 年左右，当时只有几十种药物被记载。到 16 世纪末，已记录的药物数量接近 1 900 种。到 20 世纪末，已发表的中药材记录达到 12 800 种。在 19 世纪西药传入中国之前，中医一直是中国社会各种疾病的主要治疗方法。

史前时代以来，人类就在药物中使用植物、动物、微生物和海洋生物等天然产物来缓解和治疗疾病。根据化石记录，人类使用植物作为药物的历史可以追溯到至少 60 000 年前。当然，将天然产物用作药物必然对早期人类提出了巨大挑战。很有可能早期人类在寻找药物时经常食用有毒植物，导致呕吐、腹泻、昏迷，甚至死亡。然而，通过这种方式，早期人类能够发展关于可食用材料和天然药物的知识。

传统药物由天然产物构成，例如国内的中药、苗药、傣药、藏药等，国外的阿育吠陀、传统韩药、乌纳尼等药方均采用天然产物组合而来，并且这些药方在各地已沿用数百年甚至数千年，并已发展为有序规范的医学体系。

就中国而言，西医是在 16 世纪引入的，但直到 19 世纪才得到发展。在此之前，中医是我国的主要医疗形式，现在中医在中国仍然占有重要地位，而且还在不断发展。中医基于 5 000 年的医学实践和经验，丰富的"临床试验"数据保证了其方剂的有效性和疗效，后期也从剂量、制备和加工材料的方法以及优化收集药用植物部位等方面开发了新的技术。值得注意的是，中医与现代医学之间的融合度越来越高。随着现代科技的发展，许多中药的药理作用和作用机制的确定已经成为可能，中医在现代医学方面也变得通俗易懂。随着理论背景、治疗原理、相关技术的进步，以及对生命科学的理解，对中药活性成分的更清晰认识成为可能。

19 世纪初，"现代"药物时代开始了。1805 年，一位年轻的德国药剂师史透纳（Friedrich Sertürner）从鸦片植物中分离出第一个具有药理活性的化合物吗啡。随后，无数的活性化合物从天然产物中分离出来。其中，一些遵循其传统用途，而另一些则不遵循。后来，合成技术的发展导致天然产物的重要性大大降低，有人担心某些天然产物的药用可能会被完全禁止。然而，天然产物对于新药的开发很重要，并且这些产品一直在不断地使用。某些类型的药物，如抗癌、抗高血压和抗偏头痛药物，从天然产物中受益匪浅。

完全依赖现代技术的新药开发似乎已达到某种极限。20 世纪 80 年代以来，制药行业倾向于采用高通量合成和基于组合化学的药物开发。然而，这个方向上相当大的努力并没有产生预期的药物生产力，一些大型制药公司在开发新产品方面面临着巨大挑战。在过去的十几年里，天然产物越来越受到关注，成为开发新药结合新技术的重要资源之一。

经过数百万年进化的天然产物具有独特的结构多样性，这使其具有生物活性和类药性的多样性。这些产品已成为开发新的先导化合物和支架的最重要资源之一。天然产物将继续使用，以满足开发有效药物的迫切需要，它们将在发现治疗人类疾病特别是重大疾病的药物方面发挥主导作用。

## 思考题

1. 先导化合物的发现有哪些途径？

2. 有生物活性的天然骨架的发现对于药物开发有什么重要作用？基于复杂天然产物骨架开发的药物，其工业化合成存在哪些挑战？如何解决？

3. 组合化学和组合生物合成对于药物的发现有什么帮助？

4. 基于片段的药物设计中，对于片段分子有什么挑选原则？

# 第 3 章

# 基于靶标结构的设计

作为药物研发的源头，药物靶标发现包括干预疾病靶标的识别和早期验证，是药物发现过程中至关重要的第一步，靶标的发现和识别对药物研发的成功率具有决定性作用。随着生物信息学技术手段的日益丰富，以及蛋白质组学数据、化学基因组学数据的日益增加，计算化学生物学方法与传统实验技术结合，可为药物新靶标发现提供信息技术支撑，并为靶标识别预测提供新的思路。

## 3.1 靶标的确认

药物及其靶标的空间位置和相互作用是了解药物药理作用的最重要特征，有助于寻找新的、更精确的疾病治疗靶标，探索新药的靶向效应。靶标的确认是发现治疗不同疾病的有效新药的最佳途径。药物-靶标相互作用的空间结构，特别是药物作用的活性部位，对药物的作用方式具有决定性影响。深入研究药物与靶标的相互作用，阐明药物的空间位置与药物疗效之间的关系，将极大地提高我们对单靶标或多靶标药物作用机制的理解，有助于新药发现的进程。

20 世纪 80 年代末，研究人员发现人类表皮生长因子受体 2（human epidermal growth factor receptor 2，HER2）在某些乳腺癌细胞中过度表达，并且与乳腺癌的恶性程度和预后情况密切相关，这使 HER2 成为治疗乳腺癌的潜在靶标。接下来，研究人员需要寻找 HER2 的靶向化合物。他们使用高通量筛选技术，在化合物库中测试成千上万种化合物，以寻找能够与 HER2 结合并影响其功能的化合物。后来，在研究人员注射 HER2 过度表达的乳腺癌细胞株到小鼠体内，收集小鼠的脾脏细胞用于多个单克隆抗体的筛选和评估时，发现有一种抗体可以抑制 HER2 阳性乳腺癌细胞的增殖和生长，并且可以增强化疗的效果。这种潜在的药物后来被命名为曲妥单抗（trastuzumab），这是一种能够与 HER2 结合的单克隆抗体。在初步评估中，曲妥单抗被证明可以通过结合 HER2 来抑制 HER2 过度表达的乳腺癌细胞的增殖和生存。进一步的研究还表明，曲妥单抗可以增强放疗和化疗的效果，并且可以减少 HER2 过度表达的乳腺癌复发的风险。2006 年，美国食品和药品管理局（FDA）批准曲妥单抗用于治疗 HER2 过度表达的乳腺癌患者。现在，曲妥单抗已经成为一种广泛使用的靶向药物，用于治疗 HER2 过度表达的乳腺癌和其他 HER2 阳性肿瘤。辉瑞和阿斯利康等制药公司进行的回顾分析发现，在候选药物由于疗效不足而导致的临床 Ⅱ 期失败案例中，近1/5缺乏足够的靶标证据。药物靶标发现是现代药物研发过程中的关键一步，只有对疾病发病机制和分子靶标深入了解，才能针对性地开发药物，提高治疗效果和减少不良反应。目前针对药物靶标的发现和验证主要通过以下几种方式来实现。

### 3.1.1　基因水平的药物靶标发现和验证

（1）从基因数据库中搜寻药物靶标。20 世纪 90 年代以来，表达序列标签（expressed sequence tag，EST）数据库被广泛应用于新基因搜寻，如已成功搜寻到组织蛋白酶 K 和阿立新受体（orexin receptor，OXR）等。相对于 EST 数据库，基因数据库的序列信息更为完整，但它不能提供不同组织的表达信息，因此人们开始将 EST 数据库与基因数据库结合起来搜索新的药物靶标。2001 年，以 $H_3$ 受体为参照，利用 BLAST、FAST-PAN 和 TFAST 程序，搜索到 5 种新的 $H_4$ 基因，这些基因都以标准分子生物学方法确认，可作为疾病治疗候选药物靶标。

（2）基因芯片技术。基因芯片技术是在微小的基片表面集成了大量的分子识别探针，应用已知核酸序列作为探针与互补的靶核苷酸序列杂交，通过随后的信号检测进行定性与定量分析。基因芯片技术可以同时筛选、鉴别药物或疾病相关基因，同时将这些基因与其功能联系起来，因此在药物靶标发现和验证过程中是一个强有力的工具。但是基因芯片技术本身尚不十分成熟，在大量数据处理之后还需要大量的验证工作，它反映的是 mRNA 表达水平，其未必与蛋白质表达和功能一致，这使它在药物靶标发现和验证领域的应用受到一定限制。虽然如此，基因芯片技术仍有许多成功应用的例子。此外，基因芯片技术在阿尔茨海默病、帕金森病、恶性肿瘤等疾病的药物靶标研究中也发挥了很大作用。

（3）基因敲除技术。基因敲除（gene knockout）技术是指对一个结构已知而功能未知的基因，从分子水平上设计实验，将该基因去除，或用其他序列相近的基因取代，然后从整体观察实验动物，推测相应基因的功能。基因敲除技术在发现基因功能和药物作用新靶标方面具有高度价值，同时也有助于确定药物作用于特定靶标后的不良反应。目前，研究者正在系统地敲除鼠固有基因，并根据哺乳动物生理学特点确定它们在体内的功能，这一研究足以覆盖几乎所有的蛋白质和可用于药物研究的基因家族，如离子通道、核激素受体、蛋白酶、磷酸二酯酶、激酶、磷酸酶及其他关键的酶类。同时，基因敲除技术也已广泛应用于确证药物在免疫、动脉粥样硬化、高血压病、糖尿病和恶性肿瘤等疾病中的作用靶标。

### 3.1.2　转录水平的药物靶标发现和验证

（1）反义寡核苷酸技术。反义寡核苷酸技术是利用反义寡核苷酸或修饰的寡核苷酸与特定靶 mRNA 的一部分互补，抑制 mRNA 的翻译和剪接，从而抑制其编码的蛋白质的表达。与基因敲除技术相比，虽然这种方法是一种更加省时省力的研究目标基因的强大工具，但仍有局限性，如体内应用时生物利用度有限，毒性较大。利用反义寡核苷酸技术验证药物靶标也有一些成功的例子。如 Jarvis 等利用磷酸化的反义序列作用于 P2X3 受体的 1 100~1 119 和 1 166~1 185 位点序列，证明 P2X3 受体是慢性炎症和神经痛的重要角色，据此为靶标发现了一种小分子 A-317491。Okabe 等利用 cDNA 芯片技术分析临床肝癌样品发现，DDEFL1（development and differentiation enhancing factor-like 1）基因在肝癌组织中表达异常，进而以硫代反义核酸抑制此基因的表达，结果肿瘤细胞的生长受到抑制，提示 DDEFL1 可以作为肝癌的潜在治疗靶标。

（2）RNA 干扰技术。RNA 干扰（RNA interference，RNAi）技术自诞生以来，已被广泛应用于药物靶标的发现与确证，这主要是由于该技术具有很多其他技术所无法比拟的优点：能特异高效地抑制基因表达，获得去基因功能表型；仅需要少量的核酸序列信号，而且不被蛋白结构影响；小干扰 RNA（small interfering RNA，siRNA）的合成和控制较基因敲除或其他方法简单易行、资金消耗少、周期短，使我们能够在短时间内大规模筛选靶标，而且可以通过质粒或病毒载体表达的小发卡 RNA（small hairpin RNA，shRNA）干扰目的基因，从而达到了在细胞水平和动物水平筛选药物靶标的目的。研究表明，RNAi 技术能快速有效地鉴别药物新靶标，RNAi 文库的应用将为肿瘤和感染性疾病等的发病机制和治疗研究提供理论依据和新的切入点。

（3）RNA 干扰辅助药物靶标的确证。高通量筛选技术可以发现和某种疾病相关的药物靶标库，然而要完全确定某种蛋白在某种疾病中的重要性或某种蛋白在某种药物发挥药效中的作用，要看在动物模型内阻断候选基因是否能减缓病症或拮抗药物原有的药理活性，甚至在人体内验证。鉴于近来向活体中转染 siRNA 技术的不断提高，在动物模型中的应用也取得进展，于是利用 RNAi 阻断模拟人疾病状态的动物模型中的基因表达，对靶标进行深入的鉴定和评价呈现潜在的优势。Brummelkamp 等通过逆转录病毒载体介导的 shRNA 表达系统靶向 K-rasV12 的 mRNA，转染人胰腺癌细胞，结果验证了 K-rasV12 是胰腺癌中一个很好的抗肿瘤药物靶标，同时也说明 RNAi 可以验证药物筛选中候选靶标在活体内的功能，为鉴定候选靶标最终是否能作为新药靶提供了有力的证据。

### 3.1.3　蛋白水平的药物靶标发现与验证

（1）亲和色谱技术。在药物靶标研究的漫长发展历程中，亲和色谱技术是最经典的一种技术。由于它具有能直接分离各种组织、细胞中的天然状态蛋白，操作方便，稳定性强等优点，长期以来被广泛应用于药物靶蛋白的分离。迄今为止，亲和色谱技术已成功应用于 FK506、环孢菌素等多种药物靶蛋白的搜寻。常用的亲和色谱技术包括固相洗脱、药物竞争等，如果亲和柱（柱材-药物）与靶蛋白解离过慢，则靶蛋白很难洗脱下来，需制备无活性结构类似药物的对照柱；如果药物溶解性差，靶蛋白会随不溶的药物沉淀，则靶蛋白无效。2006 年报道的一种称为"系列亲和色谱法"的改良亲和色谱技术，则不受药物溶解性、配基-蛋白复合物解离速度的影响，适合于溶解性较差的化合物，该方法已经在甲氨蝶呤、FK506 等药物的靶标寻找上得到验证。

（2）噬菌体展示技术。噬菌体展示技术是一种有效的药物靶标筛选工具，它可以将外源蛋白或多肽呈现在噬菌体表面，利用外源蛋白或多肽与待筛选药物的特异性亲和作用，通过吸附-洗脱-扩增的筛选富集过程，将表达与药物特异性结合的外源蛋白或多肽的噬菌体大量富集，然后通过测序分析即可得到与药物特异性结合的外源蛋白或多肽。这一技术将基因型和表型、分子结合活性和噬菌体的可扩增性巧妙地结合起来，是一种高效的筛选技术，同时也是一种探讨受体和配体之间相互作用的结合位点、寻求高亲和力结合配体的有力工具。据报道，Rodi 等利用噬菌体展示技术，对抗癌药物紫杉醇进行筛选，获得了紫杉醇在体内药物作用的靶标 Bcl-2 蛋白。Jin 等利用噬菌体展示技术，通过固定化阿霉素筛选 T7 噬菌体人类肝脏的 cDNA 文库，得到了阿霉素的靶标蛋白 hNopp140。

（3）三杂交系统。三杂交系统（three-hybrid system）是近几年在酵母双杂交技术的基础上发展的由活性小分子鉴定靶蛋白的方法，通过在三个不同的亲本之间进行杂交，产生一些具有优良特性的后代。在三杂交系统中，有两个单倍体亲本被交配，产生一个二倍体杂种，然后再将这个杂种与第三个亲本交配，产生三倍体杂交后代。其基本原理与酵母双杂交类似，三杂交系统中的三个亲本通常被标记为 A、B 和 R。其中，A 和 B 是两个单倍体亲本，R 是第三个亲本，也是一个杂种，可以将三个亲本形象地表示为"钩""鱼"及"饵"："饵"是一种修饰过的活性小分子，是由活性小分子和配体 A 连接而成；"钩"是由配体 A 的受体蛋白与 DNA 结合域（DNA-binding domain，DBD）融合而成；"鱼"是由 cDNA 库中的蛋白融合在激活域（activation domain，AD）上构成。当待筛选靶组织的 cDNA 库中某一蛋白与小分子相互作用时，报告基因的转录被启动，这时细胞可被明显检测。Becker 等用周期素依赖性蛋白激酶（CDK）抑制剂作为"饵"，采用该方法从人 cDNA 库中筛选出多种 CDK 抑制剂的靶蛋白。此外，在哺乳动物组织细胞中，采用三杂交系统筛选活性小分子的靶蛋白也已获得成功。

（4）蛋白质芯片技术。蛋白质芯片技术是一种高通量的生物分析技术，用于同时检测和量化许多蛋白质。它基于微阵列技术，将大量的蛋白质样品固定在芯片表面，并使用探针（如抗体）检测样品中的特定蛋白质，可以检测蛋白质在不同样本中的表达量、相互作用以及修饰状态。利用蛋白质芯片技术可以从正常细胞和病变细胞的蛋白质变化中发现疾病相关蛋白质，这些相关蛋白质经研究筛选后可能成为药物的新靶标。Fong 等借助蛋白质芯片技术发现，TROP2 将成为口腔鳞状上皮细胞癌的诊断治疗和抗口腔鳞状上皮细胞癌药物研究的新靶标。瑞士制药公司罗氏（Roche）和基因泰克（Genentech）利用蛋白质芯片技术，发现了阿瓦斯汀（Avastin）可以与血管内皮生长因子（vascular endothelial growth factor，VEGF）相互作用，因此合作开发了一种用于治疗结直肠癌和其他癌症的药物——avastin。该药物的主要成分是一种叫作"贝伐珠单抗"的人源化单克隆抗体，它可以结合并抑制一种促进肿瘤血管生成的蛋白质 VEGF，从而减缓肿瘤的生长。

## 3.2　药效团模型构建

药效团（pharmacophore）是指在一种药物分子中产生生物活性的部分或结构。药效团可以是单个原子、基团或分子中的一段特定结构。它可以在药物分子中的不同位置，具有不同的生物活性，对药效产生影响。例如，许多药物中含有苯环结构，这是一种广泛存在于天然产物和药物分子中的结构，它可以通过与生物分子相互作用来产生药效。国际纯粹与应用化学联合会（IUPAC）将药效团定义为"确保与特定生物靶标的最佳相互作用并触发其生物反应"所必需的空间和电子特征的集合。在药物研发中，药效团的发现通常是在分子设计和结构优化的过程中逐步实现的。通过分析药物分子与生物分子之间的相互作用，可以确定哪些部分是药效团，从而优化药物分子结构，提高药物效应并减少副作用。药效团的发现和优化对于药物研发的成功非常重要。

药效团模型是一种用于描述和预测药物分子与生物分子之间相互作用的计算机模型。药效团模型是基于药效团的概念，即在药物分子中产生生物活性的部分或结构。随着计算机辅助药物设计技术的发展，通过人工智能机器深度学习功能，进行药效团模型模建虚拟受体图形，并进行 3D 构效分析，推测受体的空间形象，挑选药物活性，计算配体与受体结合能量，从而发现新药。基于药效团模型的药物设计与筛选已成为现代药物研发的重要方法和主要策略。基于结构的 CADD 依赖于靶标蛋白结构的知识来计算所有测试化合物的相互作用能，而基于配体的 CADD 通过化学相似性搜索或构建预测的定量结构-活性关系（quantitative structure-activity relationship，QSAR）模型来利用已知的活性和非活性分子的知识。

### 3.2.1　基于配体的药效团模型构建

基于配体的药效团模型构建是输入一组已知与靶标受体相互作用的类药物分子，找到所有或大多数输入配体共享的最高得分 3D 特征模式。为了获得准确的药效团模型，首先必须使用正确的化合物的 3D 结构，因此原子价、键级、质子化状态、互变异构以及立体异构等因素都必须进行仔细检查。此外，获得准确的药效团模型的另一个前提是，用于构建模型的化合物具有相似的结合模式。

基于配体的药效团模型可分为以下几个步骤。

（1）数据收集。收集已知的配体-受体结构信息，并准备化合物分子结构数据库。

（2）结构对齐。通过分子对接或其他方法，将配体-受体结构与化合物分子结构进行对齐，以便进行相互作用分析。

（3）相互作用分析。通过分析配体与受体之间的相互作用，识别和确定药效团结构。

（4）模型建立。将药效团结构用于构建药效团模型，并进行验证和优化。

（5）应用预测。利用药效团模型对新的化合物分子进行药效预测和优化。

镰状细胞病（sickle cel disease，SCD）是一种遗传性疾病，其特点是在 β 血红蛋白球蛋白基因上发生点突变，导致 β 链第 6 位的谷氨酸被缬氨酸取代，产生血红蛋白 S（HbS），其脱氧形式容易聚集。HbS 不溶性聚合物在质膜上沉淀，从而促进红细胞（RBC）形状的扭曲和溶血过程，引起严重贫血和血管闭塞性危机，从而导致疼痛和器官损伤。大多数 SCD 的现有治疗方法只具有姑息性目的，如用阿片类药物来控制因血管闭塞引起的疼痛。另一种策略是以 FDA 批准的唯一药物（羟基脲）为基础，旨在增加胎儿血红蛋白（HbF）。羟基脲并非没有不良反应，使用大剂量时可能出现中性粒细胞减少症和不孕症。考虑到药物联合可能有协同作用，且需减少羟基脲所需的剂量，发现对抗镰状细胞病的新型药物对全世界成千上万的患者来说是至关重要的。腺苷 2B 受体（RA2B）在红细胞病变过程中的作用的发现为实现这一目标提供了一个很好的机会，它为以 RA2B 为靶标研究治疗哮喘的工作提供了可能。首先收集 297 个已知的 RA2B 拮抗剂，然后通过遗传算法为每个配体生成 30 个随机构象，再通过 90 代的进化，以及通过氢键（构象之间的药效重叠）、空间排布（构象体之间的结构重叠）和能量（构象总能量）这三个参数来排列，使共同的药效特征（带正/负电荷的氮、疏水区、芳香环、氢键供体/受体）的重叠最大化，构建出 RA2B 拮抗剂的药效团。在 ZINC 数据库里进行虚拟筛选，利用欧氏距离和完全链接法对立体性、电子性和亲油性这三个主成分进行分层聚类，虚拟筛选出了 18 个化合物进行生物活性测试。其中，一个分子 Z1139491704（$pEC_{50}$ = 7.77 ± 7.77）比商业化的 RA2B 拮抗剂 MRS1754（$pEC_{50}$ = 7.63±7.63）显示更好的抗酸碱活性。此外，这些化合物在低微摩尔范围内对哺乳动物细胞没有表现细胞毒性作用。经过验证的基于配体的药效团模型的发展被证明对开发抗镰刀菌药物有用的新型化学骨架至关重要。

## 3.2.2　基于受体的药效团模型构建

利用晶体结构生成药效团模型相对简单，即通过识别结合口袋表面的结合配体和残基之间存在的非共价相互作用来完成。这种方法的核心假设是，分子与特定蛋白质相互作用并发挥所需生物效应的能力取决于它与该蛋白质上特定结合部位有利相互作用的能力，具有这些有利相互作用的分子将产生类似的生物效应。20 世纪 80 年代初以来，美国国立卫生研究院（NIH）科学家一直在使用靶标蛋白的结构来帮助药物发现。从那时起，基于受体的药效团模型构建成为一种常用的药物发现技术，这要归功于基因组学和蛋白质组学的进步，这些进步导致了大量候选药物靶标的发现。基于受体的药效团模型可以帮助科学家识别关键的药效团结构和相互作用，从而指导新化合物的设计和优化。

基于受体的药效团模型可分为以下几个步骤。

（1）准备受体结构。利用新兴的生物物理技术的发展如通过 X 射线结晶学或核磁共振技术确定目标结构是最理想的方法。如果没有实验给出确定的结构，可以通过比较建模的方法来预测目标结构。比较建模利用相似的序列来预测受体结构，即具有相似序列的蛋白质具有相似的结构，因为蛋白质结构比序列更保守。比较建模包括以下步骤：①识别相关蛋白质作为模板结构；②靶蛋白和模板蛋白的序列比对；③复制可信比对区域的坐标；④构建靶结构的缺失原子坐标；⑤模型改进和评估。

（2）结合位点的检测与表征。蛋白质与配体相互作用是药物活性的前提。

（3）通过配体-靶标相互作用的复合物提取出有效的药效团模型。

人类表皮生长因子受体 2（human epidermal growth factor receptor 2，HER2）是一种蛋白质，其在某些癌症中过度表达，如乳腺癌、胃癌等。HER2 过度表达会导致癌细胞的异常增殖和分化，因此成为治疗这些癌症的靶标。针对癌症相关靶标 HER2，科学家利用已知的配体-受体结构和分子对接技术来构建基于受体的药效团模型。在分析过程中，他们识别了一些关键的药效团，如靠近活性位点的芳香环和氨基酸残基等。他们还发现，一些氨基酸残基的突变会对药效团结构和相互作用产生重要影响。基于这些信息，他们设计并合成了一系列新化合物，并通过药效实验验证了这些化合物的抗癌活性（图 3.1）。

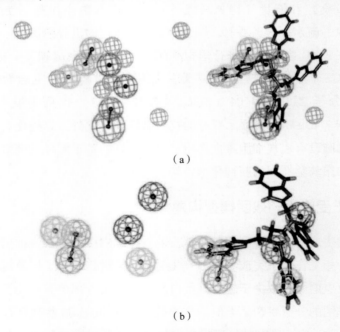

（a）

（b）

**图 3.1　HER2 的药效团模型**（附彩图）

（a）药效图 4/15；（b）药效图 9/12

（其中紫色矢量球代表氢键供体，蓝色球体代表疏水中心，红色球体代表正点中心，

橘色矢量球代表芳香环，灰色球体代表排除体积模型）

## 3.3 虚拟筛选

虚拟高通量筛选（virtual high-throughput screening，vHTS）是一种计算机辅助的药物筛选技术。vHTS 通过对分子的结构和物理化学性质进行计算机模拟，预测化合物的生物活性、药代动力学性质等，从而筛选出潜在的药物分子。相比传统的高通量筛选技术，vHTS 可以大大降低药物研发的成本和时间，同时也可以降低实验风险，提高实验效率。虚拟药物筛选技术的不断发展和改进，为药物研发提供了一种更加高效、便捷的药物筛选方法，成为当今药物研发领域的重要工具之一。

根据计算原理，药物虚拟筛选分为基于小分子结构的筛选和基于药物作用机理的筛选两类，前者对已知具有相同作用机理的化合物进行定量构效关系研究，绘制出药物的药效团模型，依照模型对化合物数据库进行搜索，这种筛选技术本质上是一种数据库搜索技术；后者主要应用分子对接技术，实施这种筛选需要获知药物作用靶标的分子结构，通过分子模拟手段计算化合物库中的小分子与靶标结合的能力，预测候选化合物的生理活性。

虚拟筛选方法要根据具体问题和数据特点进行选择，以提高虚拟筛选的准确性和效率。同时，虚拟筛选方法也需要与实验验证相结合，以确保筛选结果的可靠性。其中虚拟筛选的主要方法包括：

（1）分子对接模拟：分子对接是将化合物与蛋白质结构进行模拟，预测化合物与蛋白质的结合模式和亲和力。常用的分子对接软件有 AutoDock、Glide 等。

（2）分子动力学模拟：分子动力学模拟是对蛋白质和化合物在一定温度、压力下进行模拟，预测化合物与蛋白质结合的稳定性和动力学特征。常用的分子动力学软件有 Amber、Gromacs 等。

（3）三维药效团模拟：三维药效团模拟是对化合物的三维结构进行模拟，预测化合物与蛋白质的结合模式和亲和力。常用的三维药效团软件有 Sybyl、MOE 等。

（4）机器学习模型：机器学习是通过建立数学模型，预测化合物的药效和毒性。常用的机器学习算法有支持向量机、随机森林等。

（5）拓扑构象搜索：拓扑构象搜索是对分子的构象进行搜索和分析，预测化合物与蛋白质的相互作用模式和亲和力。常用的拓扑构象搜索软件有 Conformer Generator、OpenEye Omega 等。

虚拟高通量筛选是一种快速、经济、高效的药物筛选方法，为药物研发提供了新的思路和工具，其中虚拟筛选的基本流程为：

（1）分子库的准备。首先需要准备一个包含大量化合物分子的分子库，这个分子库可以来自已有的化学物质数据库，也可以通过化学合成获得。通常需要对这些化合物进行物理化学性质和药物活性的预测和筛选，以便筛选出符合要求的化合物作为分子库的成员。

（2）分子对接模拟。接下来，需要对靶标蛋白和分子库中的每个化合物进行分子对接模拟。这个过程是通过计算机模拟分子之间的相互作用来预测分子与靶标蛋白的结合情况和稳定性，从而筛选出具有潜在药物活性的分子。

（3）药物活性预测。在进行分子对接模拟后，需要对筛选出的化合物进行药物活性预测。这个过程可以通过计算机模拟分子与靶标蛋白的相互作用来预测化合物的药物活性和选择性，从而筛选出具有潜在药效的化合物。

（4）优化和验证。通过虚拟高通量筛选技术筛选出来的化合物通常需要进行实验验证和优化。这个过程可以通过化学合成和药物性质分析来进一步评估化合物的药物活性和毒性，并进行结构优化，以提高化合物的药物性能和特异性。

目前，虚拟筛选已被视为一类实体化工具，在搜寻先导化合物以及提升化合物活性方面得到广泛认同。

### 3.3.1　分子对接理论

分子对接技术是在靶标分子的活性位点上依次连接分子，这些分子来自已知的三维结构数据库，然后经过连续优化受体分子的构象、位置等方面，找到小分子配体与靶标大分子结合的最优构象，计算出小分子配体与生物大分子受体相连接的方式与亲和力，并且对结果进行打分，根据打分结果挑选出最佳配体，然后将最佳配体进行实体药物筛选。

分子对接旨在搜寻小分子配体与靶标蛋白分子的活性作用位点，使两者结合形成低能构象。分子对接包括三个相互关联的部分：结合位点的识别、构象搜索算法及打分函数。结合位点的识别是指在靶标蛋白分子中确定与配体作用的活性部位。构象搜索算法是指在只考虑配体分子是柔性的情况下，以某种优化算法搜索到配体的位置、取向及构象。打分函数是指在搜索结合构象的过程中评价其好坏。

一般来说，分子对接的计算方法有两个主要部分：采样和评分。采样是在靶标结合位点生成配体的各种构象，评分是评估配体在结合位点内各种构象的结合/对接能量。

### 3.3.2　分子对接方法分类

#### 1. 刚性对接

刚性对接是指进行对接计算时，整个研究体系使用固定的构象，也就是参与对接的分子构象不变，唯有其空间上的位置和姿态发生改变。由于配体与受体的空间结构在刚性对接模式中被当作是稳定的，故而这种方式有着简易程度较高、计算速度较快等一系列优点，适合处理大结构分子，如蛋白质与核酸之间的对接形式。

西咪匹韦（simeprevir，3.1）是一种口服抗病毒药物，用于治疗 C 型肝炎（hepatitis C virus，HCV）。该药物是由美国默克开发，通过刚性对接技术发现。默克首先对 HCV NS3/4A

蛋白进行结构分析，并通过分子对接技术筛选出多个化合物作为候选药物。随后，该公司对这些化合物进行化学修饰，并对其与 HCV NS3/4A 蛋白结合的亲和力进行评估，最终筛选出西咪匹韦作为候选药物（图 3.2）。西咪匹韦的成功开发，不仅提供了一种治疗 C 型肝炎的有效药物，也证明了刚性对接在药物发现中的重要作用。

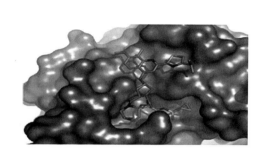
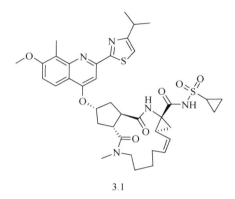

3.1

**图 3.2　西咪匹韦与 HCV NS3/4A 蛋白酶的刚性对接相互作用结果**

**2. 半柔性对接**

半柔性对接是指进行对接计算时，受体构象属于刚性，其结构不发生改变，而配体构象则可以在一定范围内发生变化。这类对接方式统筹了过程中的全部计算量和模型的预估能力，故适宜处理小分子与大分子之间的结合，是现今分子对接中经常使用的一种手段。半柔性对接能更好地模拟药物与蛋白质之间的相互作用，能够发现更多具有潜在药物活性的化合物。该方法已经被广泛应用于药物发现、生物分子相互作用等领域。但需要注意的是，半柔性对接计算复杂度高，计算时间较长，需要高性能计算机等计算资源的支持。

卡博替尼（cabozantinib，3.2）是一种口服抗肿瘤药物，主要用于治疗甲状腺癌和肝癌。该药物是由美国埃克森美孚开发，通过半柔性对接技术发现。埃克森美孚首先对肝癌细胞和肝癌患者的肿瘤标本进行基因组分析，并确定了一些与肝癌相关的基因。随后，该公司利用计算机模拟技术，将这些基因与蛋白质相互作用的结构进行预测，并通过半柔性对接技术筛选出多个化合物作为候选药物。最终，卡博替尼作为其中一种化合物被确定为候选药物，经过进一步的化学修饰和临床试验，最终成功开发为肝癌药物。

3.2

**3. 柔性对接**

蛋白质柔性是分子对接中最重要也是最具挑战性的问题之一。目前有两种代表性的方法用于柔性建模。一种是基于"诱导配对模型"，迭代地将刚性受体对接与残基侧链氨基酸突变相结合，产生复杂构象。另一种是基于构象选择模型，受体每个部分的最佳构象单独识别给定的配体，导致结合位点构象数量呈指数级增长。在计算过程中，通过模拟药物分子配体在蛋白质分子受体中结合位点周围的空间环境和药物与蛋白质之间的相互作用，配体与受体构象都可随意转变，从而预测它们的结合模式和相互作用强度。柔性对接方法对计算机系统要求相对较高，对分子构象也要求足够精确，导致计算量过大，故而效率比较低，但其最能准确计算对接结果，适用于精确考察分子间的识别情况。

拉帕替尼（lapatinib，3.3）是一种治疗 HER2 阳性乳腺癌的药物，它是一种小分子酪氨酸激酶抑制剂，通过抑制 HER2 和表皮生长因子受体（EGFR）的激酶活性，从而阻止肿瘤细胞的生长和扩散。2001 年，格拉克（GlaxoSmithKline）的研究人员开始使用柔性对接技术寻找新的 HER2 抑制剂。他们从自己的分子库中选择了一批化合物，然后使用柔性对接技术模拟这些化合物与 HER2 结合的方式。在这个过程中，拉帕替尼最初被称为GW572016，它是一种具有新颖化学结构的化合物，可以同时抑制 HER2 和 EGFR 的激酶活性。研究人员使用柔性对接技术对 GW572016 进行了模拟，预测它与 HER2 结合的方式，并在实验中验证了这种结合方式的准确性。进一步的研究表明，拉帕替尼可以通过竞争性抑制 HER2 和 EGFR 的激酶活性，从而阻止肿瘤细胞的生长和扩散（图 3.3）。拉帕替尼也因此在 2007 年获得美国 FDA 的批准，成为治疗 HER2 阳性乳腺癌的重要药物之一。

3.3

### 3.3.3　分子对接软件

通常涉及的分子对接软件为 AutoDock、SLIDE、DOCK 和 Flex X 等，尽管它们在分子对接与计算过程中应用了不同的搜索算法和打分函数，但是它们都有着相似的功能。这些软件都能使用柔性对接的形式将受体与配体连接，也就是说构象不同的配体与受体都可用这类软件进行对接。

DOCK 是当今普遍应用的一类分子对接软件，它由加利福尼亚大学 Kuntz 研究组于1982 年开发而成。其采用半柔性对接方式，对小分子的键长与键角进行固定，使配体被分解为多个刚性片段，依据受体表面相关的性质，把这些片段重新组合，再自动地搜寻配体

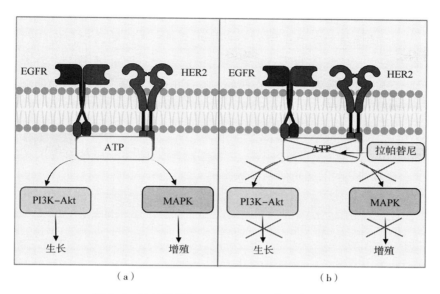

**图 3.3　拉帕替尼与 EGFR/HER2 相互作用机制**

（a）EGFR/HER2 激活 PI3K-Akt 和 MAPK 通路；（b）拉帕替尼竞争性抑制 EGFR 和 HER2 的 ATP，阻断 MAPK 和 PI3K-Akt 通路，诱导细胞凋亡

三维结构的数据库。最后，根据 Amber 分子力场以及其他模型方式对全部有可能的配体与受体的复合物构象来评估并打分。DOCK5 和 DOCK6 是用 C++ 编写的虚拟筛选程序。DOCK 使用几何形状匹配的方法识别给定靶标蛋白受体的先导化合物，允许使用多种打分函数，考虑配体的灵活性，溶解能的计算采用 Amber16 等通用的容积模型。

　　AutoDock 也是目前使用较为频繁的对接软件之一，经 Scripps 研究中心 Olson 等人研发而成。它采用半柔性对接方式，容许小分子的构象产生部分转变，依据结合自由能的大小评估结果的好坏。AutoDock 在 3.0 版本之后使用拉马克遗传算法（LGA）进行能量优化，此算法结合了遗传算法与局部搜索方法，前者对势能面进行快速搜索，后者则精细优化势能面。AutoDock 最常应用于多种不同类型的小分子与大分子的对接计算。AutoDock Vina 使用 C++ 和 Boost 线程库，在多线程版本中，用不同的随机数种子启动多个蒙特卡洛模拟，以探索配体在结合部位的不同构象空间。

　　Flex X 是由德国研发的一种分子对接软件，如今此款软件作为 Sybyl 分子设计软件包的一个分支领域而走向了商业化道路。Flex X 采用碎片生长方式搜索到最优构象，依据对接自由能的大小选取最优构象。它具有速度快、效率高、操作方便等优点，可应用在小分子数据库的虚拟筛选中，在药物设计方面具有良好的使用前景。Sybyl 是一款商业化的分子设计软件包，它的核心代码采用了 C++ 语言编写。Sybyl 软件中的 Flex X 采用一种先进的快速分子对接算法，能够在很短的时间内对大量分子进行高通量的筛选和评估。

　　SLIDE（Structural Ligand Detector）是由密歇根州立大学 Kuhn 小组提出的分子对接

软件，这款软件可将基于受体的柔性对接精确算出，而且允许在短期内完成大量化合物的筛选过程，同时按照蛋白活性作用位点的互补原则排列出候选化合物的顺序。它的优点是，一方面能搜索受体配体的所有选择性构象，另一方面可以用均匀力场模型解释不同类型的氢键。SLIDE 对接软件的核心代码是由 C++语言编写的。对接算法是 SLIDE 的核心部分，主要实现了分子的刚体对接算法，包括全局搜索、局部优化、蒙特卡洛模拟等算法，以及利用能量函数进行对接评分的方法。

除上述软件外，常见的分子对接软件还包括 GOLD、Glide、LUDI、ICM、Tabu、Surflex等。主要分子对接软件之间的区别如表 3.1 所示。

表 3.1　主要分子对接软件之间的区别

| 项目 | 类别 | 软件 |
|---|---|---|
| 打分功能 | 力场 | DOCK |
| | 经验 | LUDI/Flex X/AutoDock |
| | 半经验 | GOLD |
| 搜索算法 | 随机（GA）* | GOLD/AutoDock |
| | 随机（MC）* | ICM /Glide |
| | 随机（其他） | Tabu |
| 配体 | 刚性配体 | 全部软件 |
| | 半柔性配体 | Flex X/AutoDock/DOCK/Glide/Surflex |
| | 全柔性配体 | GOLD |
| 受体 | 刚性受体 | 全部软件 |
| | 结合部位部分柔性 | GOLD/SLIDE/AutoDock/DOCK/Flex X |
| | 结合部位全柔性 | ICM |

注：＊遗传算法（Genetic Algorithm，GA）是一种基于生物进化原理的优化算法，用于解决复杂问题。它模拟了自然进化的过程，通过对个体基因的选择、交叉和变异来产生新的解，并通过适应度函数的评估选择出适应度更高的个体，以期达到优化目标。

＊蒙特卡洛算法（Monte Carlo，MC）是一种利用随机数和概率统计理论来解决问题的方法，适用于求解一些复杂问题或难以精确求解的问题。它的基本思想是通过随机模拟大量实验或样本来估计问题的概率分布或数值解。

## 思考题

1. 分子对接有几种方法？每种方法的特点是什么？

2. 虚拟筛选的一般流程是什么？

3. 虚拟筛选后如何选择合适的命中物？

4. 如何提高虚拟筛选的成功率？

# 第4章
# 基于配体的设计

新药的开发有多种途径，总的来说可分为两个阶段，即先导化合物的发现和先导化合物的优化。发现有生物活性的先导化合物，是创新药物研究的前提，也是影响创新药物周期的决定性因素。然而，由于先导化合物只提供一种具有特定药理作用的新结构类型，在药效学、药代动力学等方面存在缺陷而不能直接用于临床，因此，需要对先导化合物进行化学结构改造或修饰，以期优化上述特性。生物电子等排原理是药物优化的有效策略之一，在新药的开发中有广泛的应用。

"电子等排体"概念最初由美国化学家朗缪尔（Irving Langmuir）提出，即凡是具有相同数目的原子且具有相同数目的电子，并且电子排布也相同的原子团或者离子，称为电子等排体（isoster），如 $N_2$ 和 CO、$N_2O$ 和 $CO_2$、$N_3^-$ 和 $NCO^-$、$NO_3^-$ 和 $CO_3^{2-}$。它们具有相似的物理性质，如熔点、沸点、密度、导热系数、黏度、热容量等。根据这一概念，朗缪尔成功预测了当时尚未合成的化合物重氮甲烷（$CH_2N_2$）和乙烯酮（$CH_2 = C = O$）应该具有类似的性质，后来被证实。但能完全满足该要求的电子等排体寥寥无几。生物电子等排体（bioisoster）是指在药物设计的应用中产生新化合物的一种方法，具体是将化合物结构中的某些原子或基团，用其外层电子总数相等（同价）或在体积、形状、构象、电子分布、脂水分配系数 $\lg P$、电离常数 $pK_a$、化学反应性和氢键形成能力等重要参数上存在相似性的原子或基团进行替换。生物电子等排体分为经典的生物电子等排体与非经典的生物电子等排体两大类。

## 4.1 经典的生物电子等排体

1932 年，德国化学家埃伦迈尔（Hans Erlenmeyer）将电子等排体的概念扩大，提出原子、离子或者分子的外围电子数目相等即为电子等排体，如原子数目不相同的苯和噻吩。电子等排体可分为一价（如—$CH_3$，—X，—OH 等）、二价（如—O—，—NH—，—$CH_2$—等）、三价（如=N—，=CH—等）、四价（=CH=，=Si=等）和环等价（苯和噻吩，苯和吡啶）五大类。埃伦迈尔把电子等排体应用领域从物理化学扩展到了生物上，指出如对氨基二苯胺、对氨基二苯醚、对氨基二苯甲烷具有相似的抗原性，这三个分子中 NH、$CH_2$、O 具有彼此可替代的作用。

1951 年，Harris Friedman 提出：凡是满足埃伦迈尔电子等排体的概念，并且具有相似生物活性（未区分是否作用相同与相反的拮抗）的化合物称为生物电子等排体（bioisoster）。生物电子等排体按其价键（一~四价）和环等价进行分类，如表4.1所示。

表 4.1　生物电子等排体分类

| 类别 | 生物电子等排体 |
|------|------|
| 一价 | —F，—H |
| | —OH，—NH— |
| | —F，—OH，—NH—，或者—CH₃ 替代—H |
| | —SH，—OH |
| | —Cl，—Br，—CF₃ |
| 二价 | —C=S，—C=O，—C=NH，—C=C— |
| 三价 | —CH=，—NH= |
| | —P=，—As= |
| 四价 | —N⁺—　—C—　—P⁺—　—As⁺— |
| 环等价 | |

## 4.1.1　一价生物电子等排体

一价生物电子等排体如表4.2所示。

表 4.2　一价生物电子等排体

| 类别 | 举例 | | | | | |
|------|------|------|------|------|------|------|
| 一价生物电子等排体 | —H | —F | —Cl | —Br | —I | —CH₃ |
| | —OH | —NH₂ | —CH₃ | —OR | —SH | —PH₂ |

羟基和氨基的疏水性、电性、立体性均相似，它们既可以作为氢键供体，也可以作为氢键受体。巯基与羟基在疏水性、电性和立体性方面相差较大，而且形成氢键的能力很弱，但是巯基与金属离子的配位作用很强。

卤素能影响药物的电荷分布，增强药物与受体的电性结合作用，苯环上引入—X 后能增强分子的脂溶性。氟、氯、溴、碘互换后，产生的化合物作用相同，活性相似或增强。卤素中氟的性质较为特殊；氯、溴、碘电性相似，疏水性和立体性则随着原子序数增大而增大。

氘标记的化合物在制药行业的应用中一直在大幅增长，氘修饰的药物也受益于 C—D 键的更大稳定性（特别是对氧化过程），通常在保留生化效力和选择性的同时改善其药代动力学。氘同位素替代也可以对减少毒性或对药品的立体异构体稳定性产生有利影响。2017 年 FDA 首次批准含氘的药物（氘代丁苯那嗪，deutetrabenazine）以来，氘有望在新候选药物的出现中发挥重要作用。

氟是药物中重要的 H 生物电子等排体，据统计，全球 20%～25% 的医药含有至少一个氟原子。在药物化学中，引入氟原子可以调节药物分子的活性、亲脂性、p$K_a$、构象以及生物利用度。化合物（4.1）是二肽基肽酶-Ⅳ（DPP-4）抑制剂，其二氟类似物（4.2）活性约为化合物（4.1）的 1/200，但单氟类似物（4.3）的药效是化合物（4.1）的 2 倍。

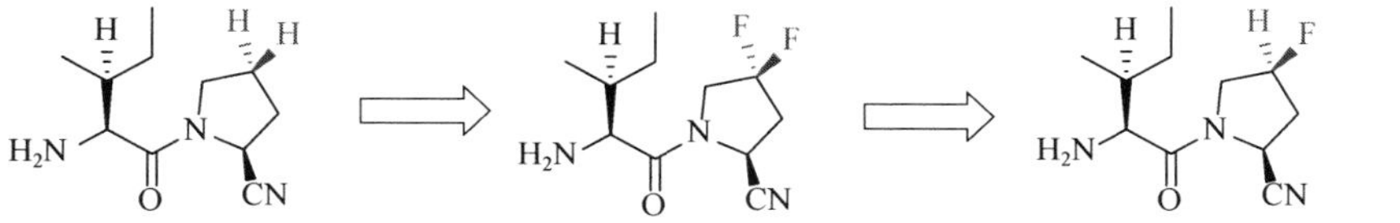

4.1，IC$_{50}$=1.5 nmol/L      4.2，IC$_{50}$=290 nmol/L      4.3，IC$_{50}$=0.6 nmol/L

目前重要的第三、四代喹诺酮——环丙沙星（4.6）、莫西沙星（4.7）等结构中，其 6-位均含有一个氟，因此该骨架又称氟喹诺酮。与第一代萘啶酸（4.4）、第二代吡哌酸（4.5）相比，它们扩大了抗菌谱，增强了抗菌活性。这一结构上的变化被认为是喹诺酮类药物发展史上的里程碑。

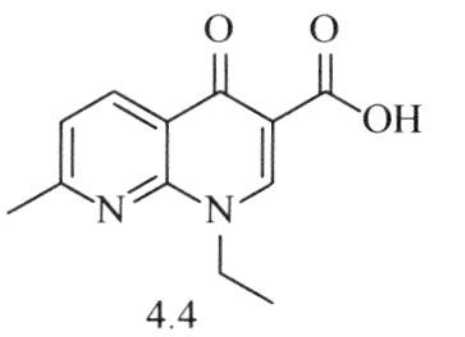

4.4 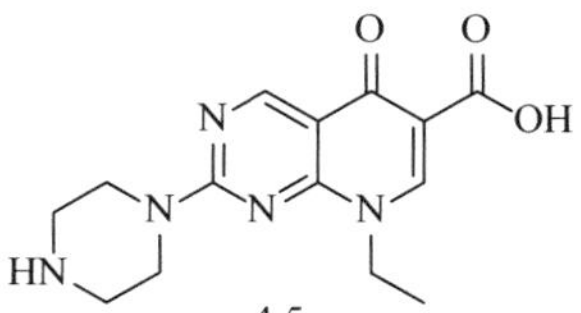      4.5

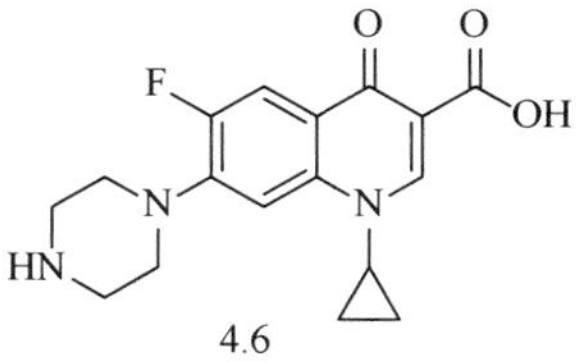

4.6 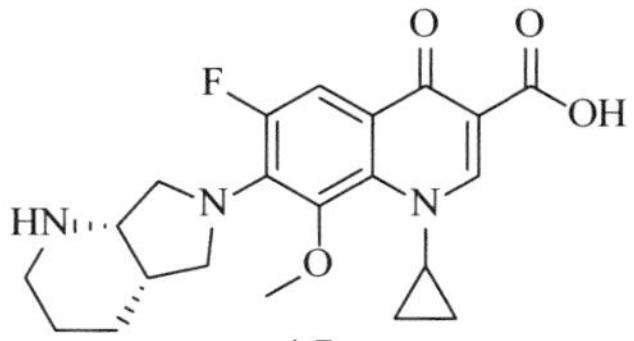      4.7

有机氯杀虫剂 DDT（4.8）两个苯环上的氯原子或者烷基侧链上的三个氯原子被甲基替换后，对应化合物（4.9）和（4.10）仍然具有杀虫活性，原因可能是氯原子和甲基的立体性差不多。1962 年，美国科学家 Rachel Carson 在其著作《寂静的春天》中揭露 DDT 是导致食物链中鸟接近灭绝的主要原因。因此，从 20 世纪 70 年代 DDT 逐渐被世界各国明令禁止生产和使用。但世界卫生组织于 2002 年宣布，重新启用 DDT 用于控制蚊子的繁殖，以及预防疟疾、登革热、黄热病等在世界范围的卷土重来。

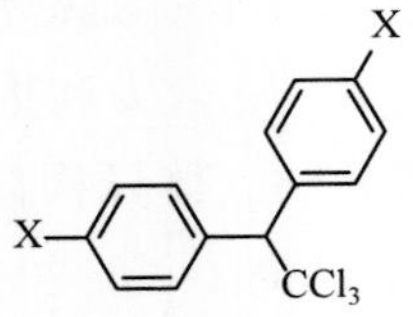

4.8，X=Cl
4.9，X=CH₃

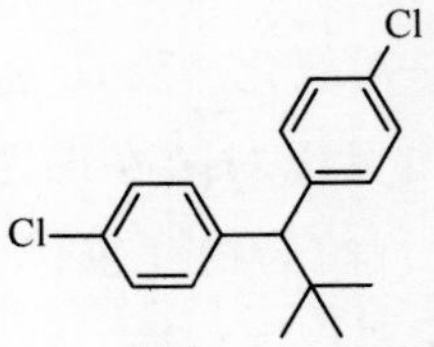

4.10

苯并喹唑啉酮是胸苷酸合成酶的抑制剂，表 4.3 表明苯环上取代基 H 更换为经典的生物电子等排体氯、甲基、羟基、氨基后，其中化合物（4.11）（取代基为氯）活性最高。

**表 4.3　苯环上生物电子等排体对活性的影响**

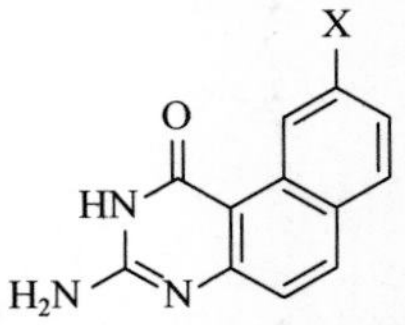

| 化合物 | X | 疏水性 $\pi$ | 对胸苷酸合成酶抑制活性 $IC_{50}/(\mu mol \cdot L^{-1})$ |
|--------|-----|-------------|---------------------------------------------------------|
| 4.11 | Cl | 0.71 | 0.025 |
| 4.12 | CH₃ | 0.56 | 0.178 |
| 4.13 | OH | −0.67 | 0.48 |
| 4.14 | NH₂ | −1.23 | 0.63 |
| 4.15 | H | 0 | 1.08 |

苯亚甲基噻唑作为脂氧合酶（LOX）和环氧合酶（COX）双酶抑制剂具有抗炎作用，巯基作为生物电子等排体引入化合物（4.18）中，活性明显高于羟基（4.16）和氨基（4.17）时的类似物，见表 4.4。

**表 4.4　苯亚甲基噻唑类的抗炎作用**

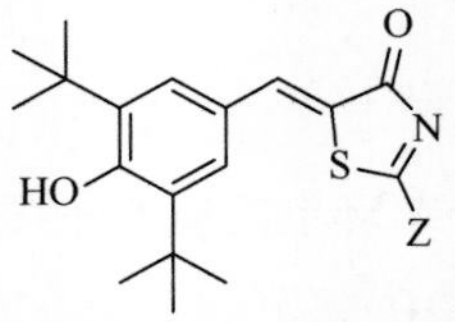

| 化合物 | Z | 电负性 | $IC_{50}/(\mu mol \cdot L^{-1})$ | |
|--------|------|--------|------|------|
| | | | LOX | COX |
| 4.16 | OH | 3.51 | 1.4 | 0.35 |
| 4.17 | NH₂ | 2.61 | 0.77 | 0.39 |
| 4.18 | SH | 2.32 | 0.38 | 0.012 |

### 4.1.2　二价生物电子等排体

二价生物电子等排体如表4.5所示。

**表 4.5　二价生物电子等排体**

| 类别 | 举例 | | | | |
|---|---|---|---|---|---|
| 二价生物电子等排体 | —O— | —S— | —Se— | —CH₂— | —NH— |

二价生物电子等排体键角和空间分布相似，但疏水性和电性相差较大，互相替代后，将会在疏水性、立体性和电性方面均发生变化。

嗜热菌蛋白酶抑制剂（图4.1）中，磷酰胺（X＝NH）比磷酸酯（X＝O）和亚磷酸酯（X＝CH₂）活性高，原因是只有亚氨基可以作为氢键供体与蛋白残基Ala113形成氢键，而氧只能作为氢键受体，亚甲基既不是供体也不是受体。

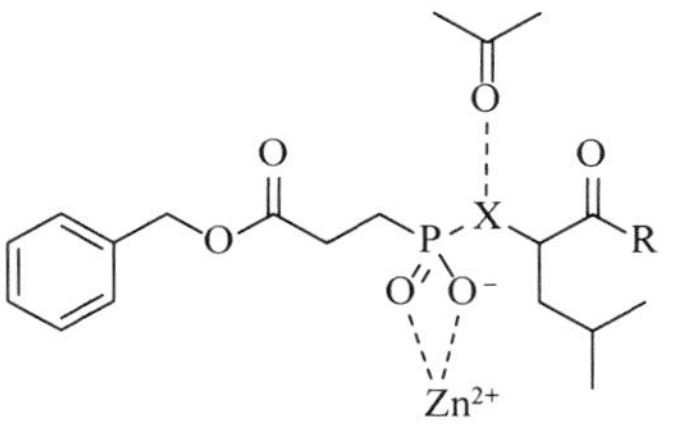

X=NH，O，CH₂
R=OH，Gly–OH，Phe–OH，Ala–OH，Leu–OH

**图 4.1　嗜热菌蛋白酶抑制剂**

$H_2$ 受体拮抗剂丁咪胺（4.19）的拮抗活性较低（$pA_2 = 5.11$），而在侧链上将亚甲基替换成硫原子时，所得硫丁咪胺（4.20）的拮抗作用得以增强（$pA_2 = 5.5$）。研究人员认为硫原子的吸电子作用可以使咪唑的互变异构占比发生变化，即利于A构象的比例增大，侧链中的C＝S变成C＝NH，活性却降低，直到后来C＝NH上的氢被氰基取代，结合其他结构优化后得到西咪替丁（cimetidine，4.21），如图4.2所示。其临床主要用于抑制胃酸的分泌。西咪替丁是世界首个系统运用药物设计理念而开发的药物。发明者布莱克（James W. Black）的老东家帝国化学认为胃溃疡的发病机制过于复杂，药物研发难以获得成功，因此，布莱克加入了当时名不见经传的葛兰素-史克，历时8年终于取得成功（商品名泰胃美）。西咪替丁的问世，彻底改变了消化性溃疡的治疗模式，使以手术为主的传统治疗方式退出历史舞台。葛兰素-史克也凭借该药一跃成为世界著名制药企业。

依布硒啉（4.22）是一种非甾体抗炎药物，充当谷胱甘肽过氧化物酶模拟物，因此能够防止由活性氧（ROS）引起的细胞损伤，但未能上市。硒比硫的尺寸大（1.15 Å＞1.0 Å），导致对外层电子的束缚较弱，含硒化合物的抗氧化性、清除自由基能力比含硫化合物（4.23）更强。2020年，中科院上海药物所、清华大学和上海科技大学的蒋华良院士、饶子和院士和杨海涛研究员联合发现依布硒啉对SARS-CoV-2的新靶点Mpro蛋白酶

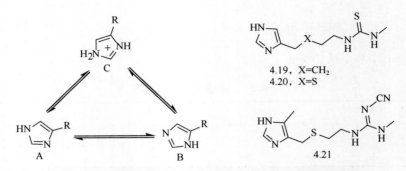

**图 4.2  咪唑的互变异构对 $H_2$ 受体拮抗剂活性有重要影响**

具有强烈的结合作用（0.67 μmol/L），见图 4.3。依布硒啉能穿透细胞膜，当浓度为 10 nmol 时，即对 COVID-19 感染的 Vero 细胞显示抗病毒作用。

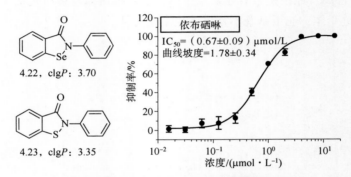

**图 4.3  依布硒啉对 Mpro 蛋白酶的抑制作用**

### 4.1.3  三价生物电子等排体

三价生物电子等排体如表 4.6 所示。

**表 4.6  三价生物电子等排体**

| 类别 | 举例 | | | |
|---|---|---|---|---|
| 三价生物电子等排体 | —N═ | —CH═ | —P═ | —As═ |

三价生物电子等排体主要是═N—和═CH—两者的互换，且环内居多，它们的立体性接近，但是疏水性和电性差异很大。毛果芸香碱是胆碱神经 M 受体激动剂，由于它是内酯结构，易水解，故药效仅维持 3 h，每天必须给药 3~6 次，将环上酯基 α 位的—CH═改换成生物电子等排体氮，变成氨基甲酸内酯结构，其不易水解，稳定性大大改善。

胆固醇（4.24）的双氮杂类似物（4.25）是胆固醇生物合成途径的抑制剂。

解热镇痛药氨基比林（4.26）的叔氨基换成异丙基后，类似物（4.27）保持了相同的解热镇痛活性。

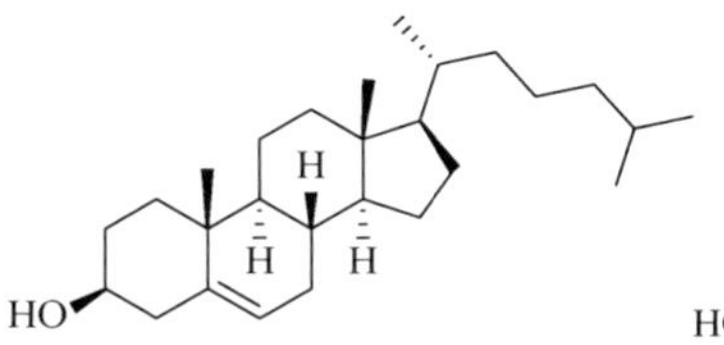

4.24 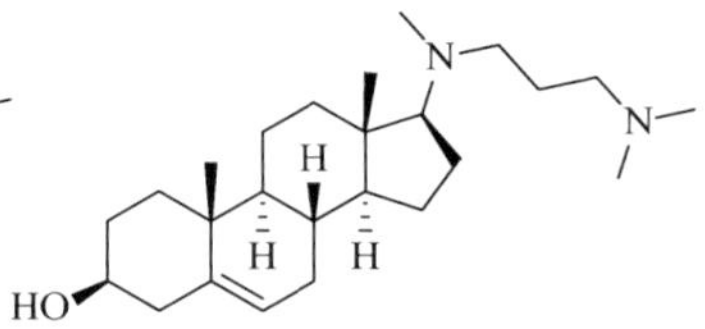 4.25

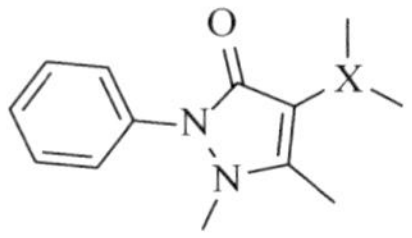

4.26，X=N
4.27，X=C

## 4.1.4 四价生物电子等排体

四价生物电子等排体如表 4.7 所示。

表 4.7 四价生物电子等排体

| 类别 | 举例 | | | |
|------|------|------|------|------|
| 四价生物电子等排体 | $-\overset{\vert}{\underset{\vert}{C}}-$ | $-\overset{\vert}{\underset{\vert}{Si}}-$ | $-\overset{\vert}{\underset{\vert}{N^+}}-$ | $-\overset{\vert}{\underset{\vert}{P^+}}-$ |

四价生物电子等排体主要是 C 和 Si，硅和碳同属 Ⅳ 主族，前者成键键长较长（C—Si，1.87 Å；C—C，1.54 Å），疏水性较高，电性则较弱。酮羰基是稳定的，但是 Si ═O 稳定性不如其水合物硅二醇。

氟哌啶醇（4.28）的吡啶代谢物有严重的神经毒性，而 Si—O 化学键能比 C—O 大，且 Si ═C 在生理条件下不稳定，使硅−氟哌啶醇（4.31）代谢途径不同，规避了药物的有毒代谢物的生成，如图 4.4 所示。

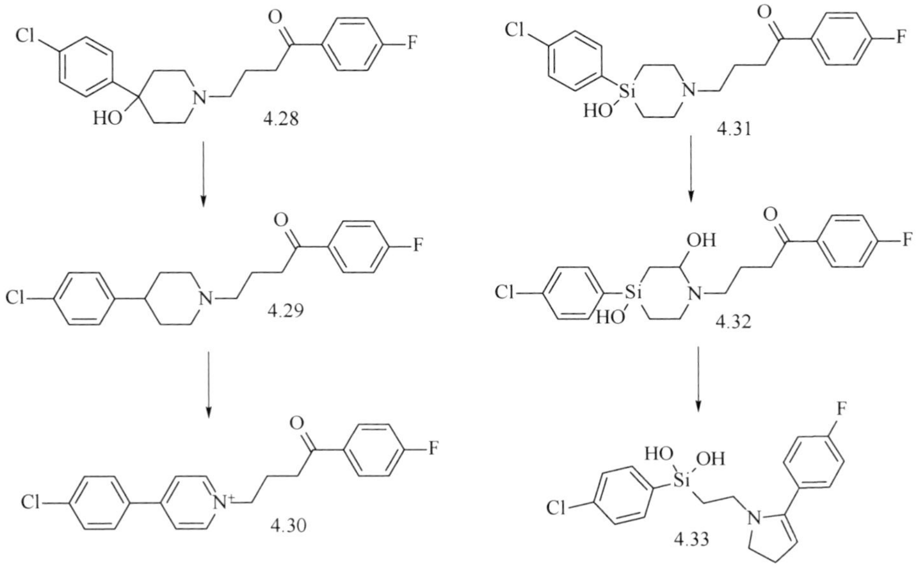

图 4.4 氟哌啶醇和硅−氟哌啶醇的代谢过程

氟硅唑（4.34）和氟硅菊酯（4.35）分别是农用杀菌剂和杀虫剂，它们对哺乳动物和水生生物的毒性较低。

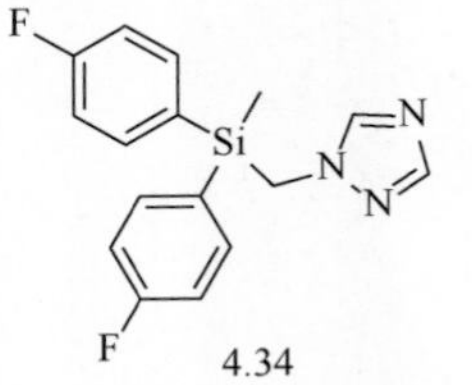

### 4.1.5 环等价生物电子等排体

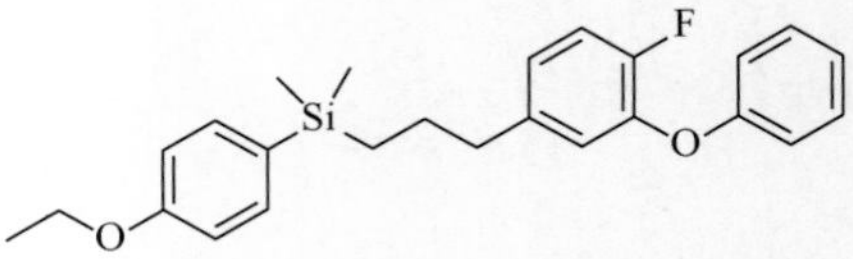

环等价生物电子等排体如表 4.8 所示。

表 4.8 环等价生物电子等排体

| 类别 | 举例 | | | |
| --- | --- | --- | --- | --- |
| 环等价生物电子等排体 | —CH＝CH— | ＝CH— | ＝N— | —S— |
| | —O— | —S— | —CH₂— | —NH— |

苯基和噻吩基在疏水性、立体性和电性上均接近；呋喃基则在电性上与苯基和噻吩基基本相同，但疏水性和立体性上有所不同；吡啶基除立体性与苯基接近外，疏水性和电性则相差较大。嘧啶基、吡嗪基、吡啶基的电性和立体性接近，但疏水性相差较大，吡啶基呈现疏水性，而嘧啶基和吡嗪基表现明显的亲水性。吡咯基与吡啶基在疏水性、电性和立体性上则非常相似。

磺胺是最早的一类抑菌骨架，研究显示，杂环的电负性导致磺胺的 NH 失去质子，提高电离常数 $pK_a$，如 R 为噻唑基（4.37）、嘧啶基（4.38）和吡嗪基（4.39）时，$pK_a$ 降到 6.0~7.1，抑菌作用较吡啶（4.36）时强；但 $pK_a$ 进一步降到 4.77 时 ［R 为噻二唑（4.40）］，抑菌作用反而减弱，如表 4.9 所示。

表 4.9 部分磺胺的 $pK_a$ 与抑菌作用

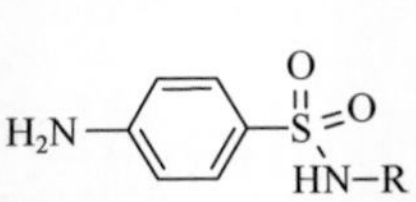

| 化合物 | R | $pK_a$ | 最低抑菌浓度 $C_R/(\times 10^{-5}\ mol \cdot L^{-1})$ |
| --- | --- | --- | --- |
| 4.36 | 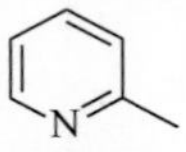 | 8.43 | 0.6 |
| 4.37 | 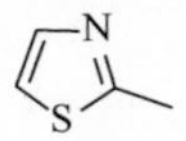 | 7.12 | 0.08 |

续表

| 化合物 | R | p$K_a$ | 最低抑菌浓度 $C_R/(\times 10^{-5}\ mol \cdot L^{-1})$ |
|---|---|---|---|
| 4.38 | 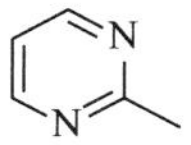 | 6.48 | 0.08 |
| 4.39 | 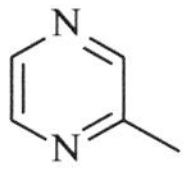 | 6.04 | 0.08 |
| 4.40 | 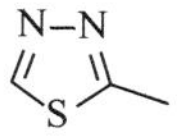 | 4.77 | 0.6 |
| 4.41 | —H | 10.43 | 20 |
| 4.42 | 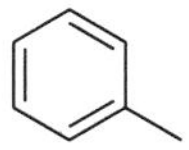 | 9.63 | 3.0 |

头孢菌素（cephalosporin，4.43）的六元含硫杂环可以替换为氧杂环和碳环，分别得到拉他头孢（latamoxef，4.44）和氯碳头孢（loracarbef，4.45）。

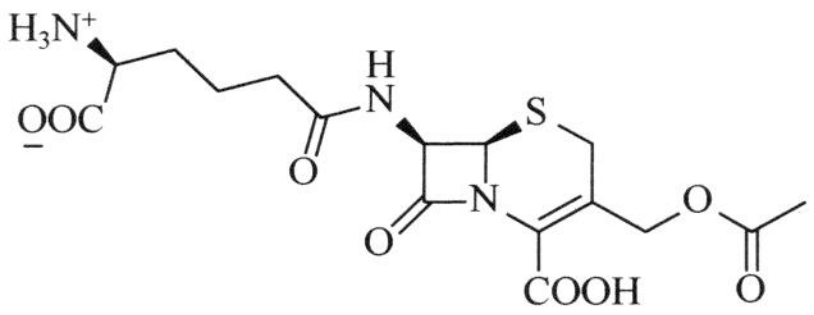

4.43

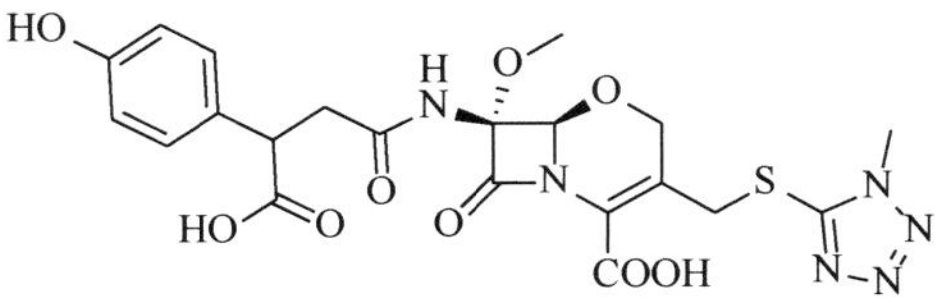

4.44

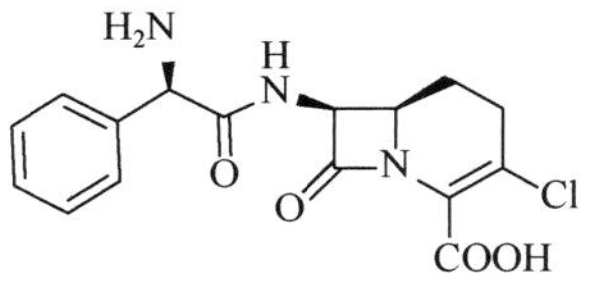

4.45

喹诺酮中诺氟沙星（4.46）和依诺沙星（4.47）也是环等价生物电子等排体。

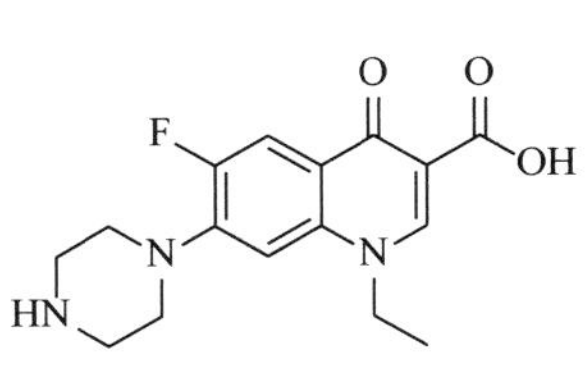

4.46

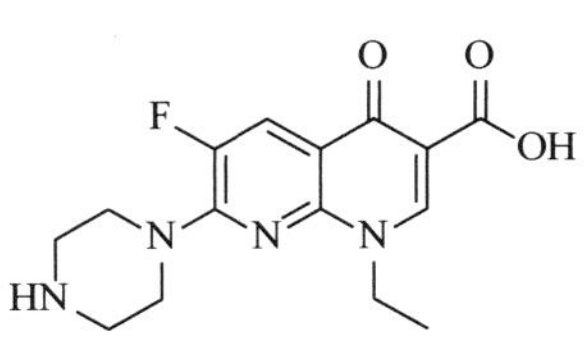

4.47

生物电子等排体也会促使拮抗剂的发现，如吡啶硫胺（4.48）是维生素 B1（4.49）的拮抗剂，而 8-氮杂鸟嘌呤（4.50）是鸟嘌呤（4.51）的拮抗剂。

4.48

4.50

4.49

4.51

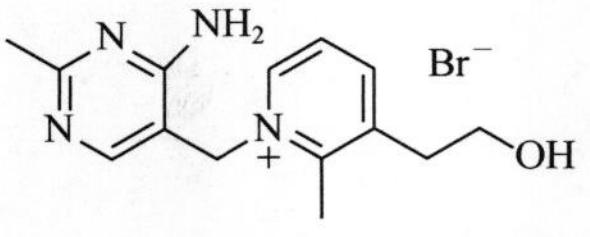

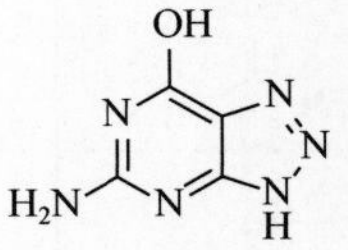

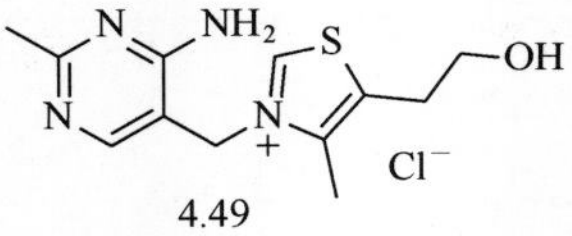

## 4.2 非经典的生物电子等排体

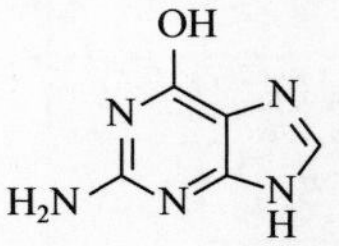

随着药物设计中活性与结构之间关系的不断总结和积累，人们发现许多不满足埃伦迈尔电子等排体概念的化合物，也具有相似的生物活性。非经典的生物电子等排体，不仅包括经典的生物电子等排体以外具有相似或相拮抗生理作用的生物电子等排体，还包括疏水性、电性和立体性等重要参数相近，并具有相似或相拮抗生理作用的生物电子等排体。下面介绍一些常见的非经典的生物电子等排体。

### 4.2.1 羰基

羰基生物电子等排体如表 4.10 所示。

**表 4.10 羰基生物电子等排体**

| 类别 | 举例 | | | | | | |
|---|---|---|---|---|---|---|---|
| 羰基生物电子等排体 |  |  |  |  |  |  |  |

美沙酮（4.52）侧链上的酮基置换为亚砜或者砜（4.53，4.54），镇痛作用略强而毒性略低。

4.52，X= 

4.53，X= 

4.54，X=

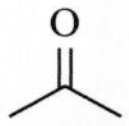

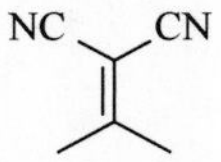

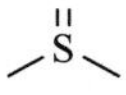

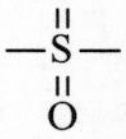

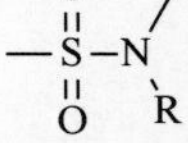

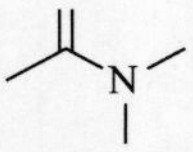

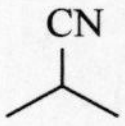

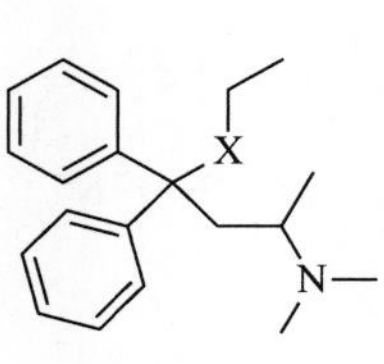

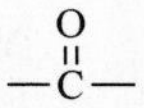

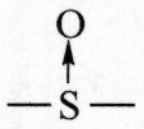

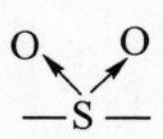

安定类化合物（4.55，4.56）具有相似的活性，其中羰基和氰基取代的次甲基是非经典的生物电子等排体。

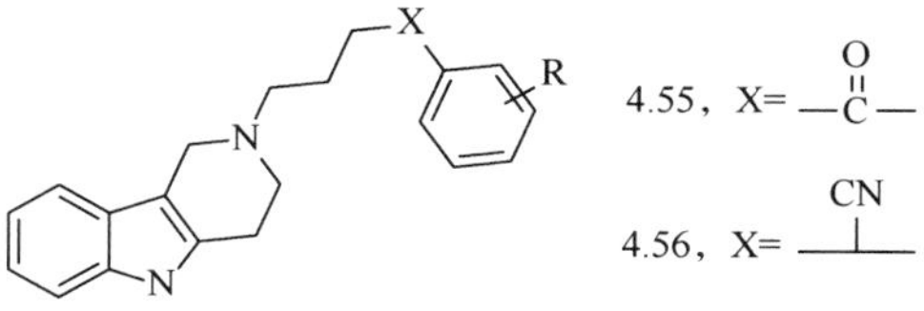

塞来昔布（4.57）中的磺酰胺与罗非昔布（4.58）中的磺酰基是生物电子等排体。

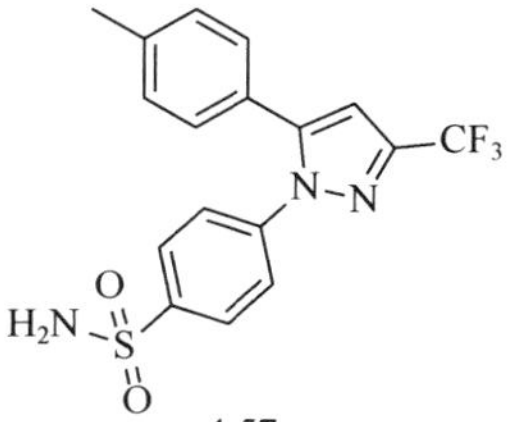

## 4.2.2　羧基

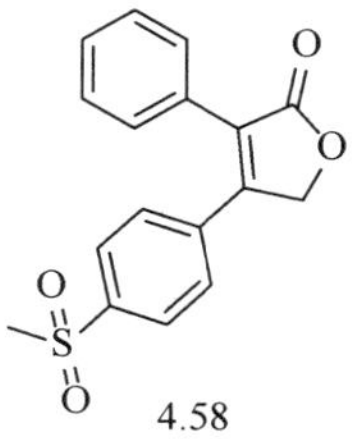

羧基生物电子等排体如表 4.11 所示。

**表 4.11　羧基生物电子等排体**

| 类别 | 举例 | | |
| --- | --- | --- | --- |
| | —COOH | —SO₂NHR | —SO₃H |
| 羧基生物电子等排体 | —PO(OH)(NH₂) | —PO(OH)(OEt) | 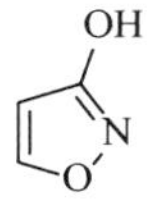 |
| | 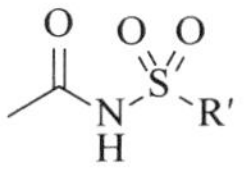 | 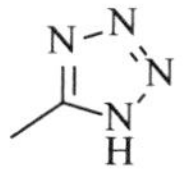 | 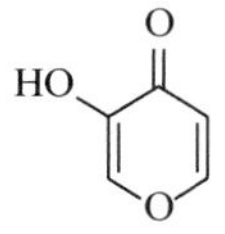 |
| | 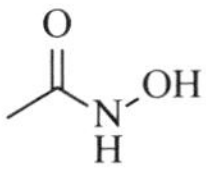 | 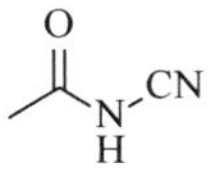 | 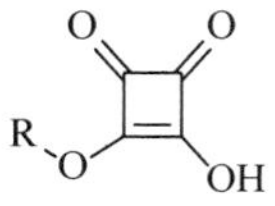 |

目前市场上 75% 的药物都是碱性的，只有 20% 是酸性的。在神经类药物中，含有羧基往往会导致药物不能通过血脑屏障。

各生物电子等排体呈现不同的电离性能（用 $pK_a$ 表示），由于电离性能与穿越细胞膜的能力相关，因此对细胞水平活性有重要影响，如表 4.12 所示。

**表 4.12　生物电子等排体呈现的电离性能**

| 序号 | 生物电子等排体 | p$K_a$ |
|---|---|---|
| 1 | 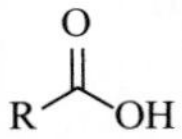 R—C(=O)OH | 4.76（R＝Me） |
| 2 | 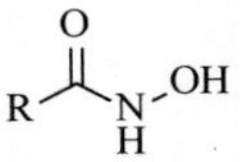 R—C(=O)—N(H)—OH | 8~9 |
| 3 | 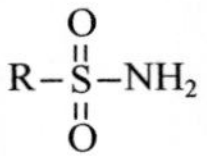 R—S(=O)$_2$—NH$_2$ | 10 |
| 4 | 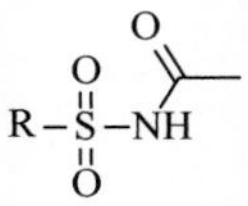 R—S(=O)$_2$—NH—C(=O)CH$_3$ | 4~5 |
| 5 | 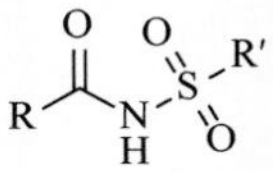 R—C(=O)—N(H)—S(=O)$_2$—R′ | — |
| 6 | 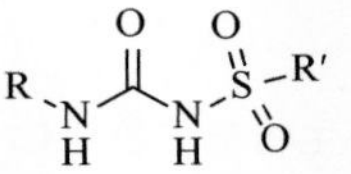 R—N(H)—C(=O)—N(H)—S(=O)$_2$—R′ | 4~5 |
| 7 | 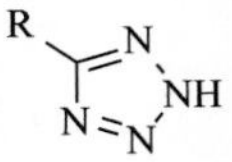 R—四氮唑（tetrazole） | 4.5~4.9 |
| 8 | 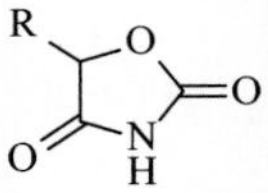 R—噁唑烷-2,4-二酮 | 6~7 |
| 9 | 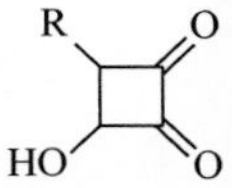 R—3-羟基环丁烯-1,2-二酮 | 0.5~4.0 |
| 10 | 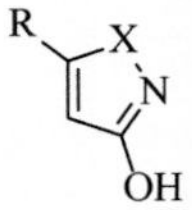 R—3-羟基异噁唑 | — |
| 11 | 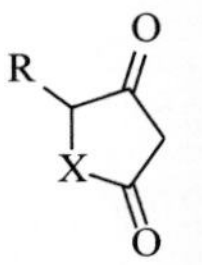 R—琥珀酰亚胺类 | 3.5~4.0 |

| 序号 | 生物电子等排体 | pKa |
|------|----------------|-----|
| 12 | 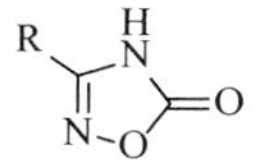 | 6~7 |
| 13 | 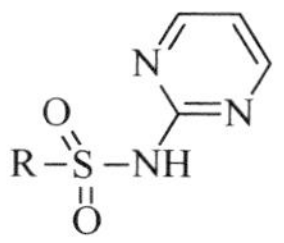 | 6.5 |
| 14 | 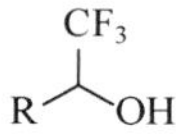 | 12 |
| 15 | 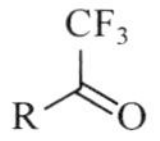 | — |

四唑与羧基的 $pK_a$ 接近，一般脂肪酸 $pK_a = 4.5$，而四唑可达到 4.9，是常见的羧基生物电子等排体，如非甾体消炎镇痛药吲哚美辛（4.59）的生物电子等排体（4.60）。

将烟酸（4.61）中的羧基变成磺酸基后，该化合物（4.62）是烟酸的拮抗剂，而膦酸类似物（4.63）则与烟酸活性相似。

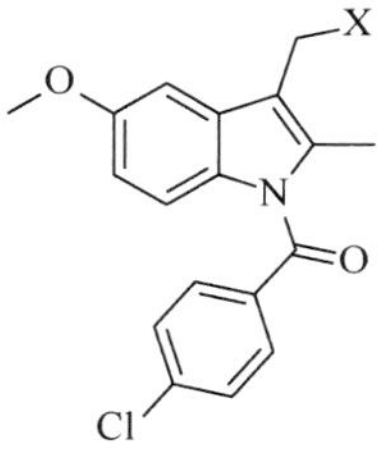

4.59，X=COOH

4.60，X=

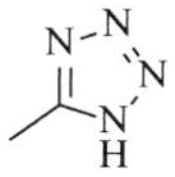

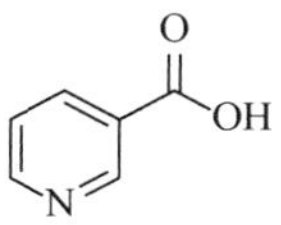

4.61 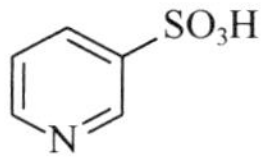　　　　4.62 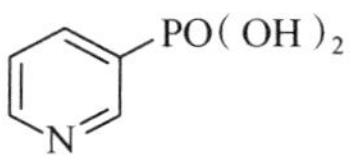　　　　4.63

非肽类缩胆囊素 CCK 选择性拮抗剂化合物（4.64）中羧基被生物电子等排体替换，化合物的选择性和 $pK_a$ 曾被详细对比，如表 4.13 所示。

神经递质 γ-氨基丁酸（GABA，4.76）的羟基呋咱生物电子等排体（4.77）是一种较新发现，对该化合物的计算分析表明，氨基和呋咱 N5 之间的分子内氢键使活性构象稳定，而其他异噁唑衍生物中没有观察到这种相互作用。

表 4.13　CCK 选择性拮抗剂中羧基生物电子等排体替换的活性

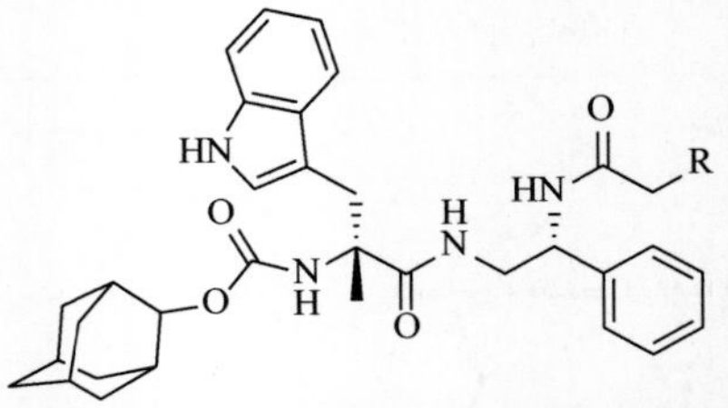

| 化合物 | R | CCK-B IC$_{50}$/(nmol·L$^{-1}$) | CCK-A IC$_{50}$/(nmol·L$^{-1}$) | 抑制选择性 A/B | p$K_a$ |
|---|---|---|---|---|---|
| 4.64 | —CH$_2$—COOH | 1.7 | 4 500 | 2 647 | 5.6 |
| 4.65 | 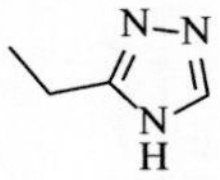 | 6.0 | 970 | 162 | 5.4 |
| 4.66 | 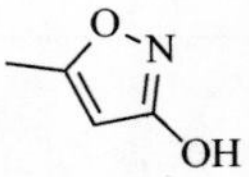 | 2.6 | 1 700 | 654 | 6.5 |
| 4.67 | 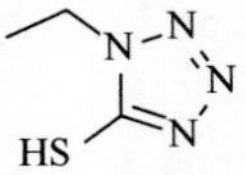 | 2.4 | 620 | 258 | 4.3 |
| 4.68 | 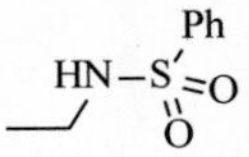 | 70 | 300 | 4.3 | >9.5 |
| 4.69 | 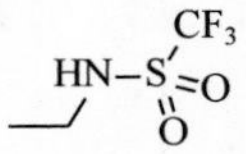 | 77 | 680 | 8.8 | 7.9 |
| 4.70 | 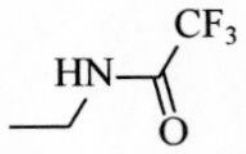 | 110 | 790 | 7.2 | >9.5 |
| 4.71 | 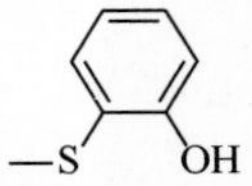 | 80 | 510 | 6.4 | >9.5 |
| 4.72 | 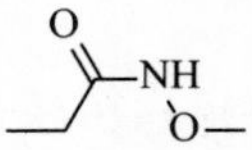 | 21 | 1 500 | 71 | >9.5 |
| 4.73 | 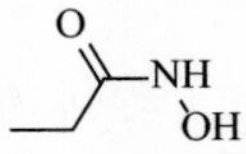 | 14 | 1 300 | 93 | >9.5 |
| 4.74 | PO(OH)$_2$ | 27 | 5 200 | 192 | 3.4；7.7 |
| 4.75 | PO(OH)(OEt) | 12 | 480 | 40 | 6.5 |

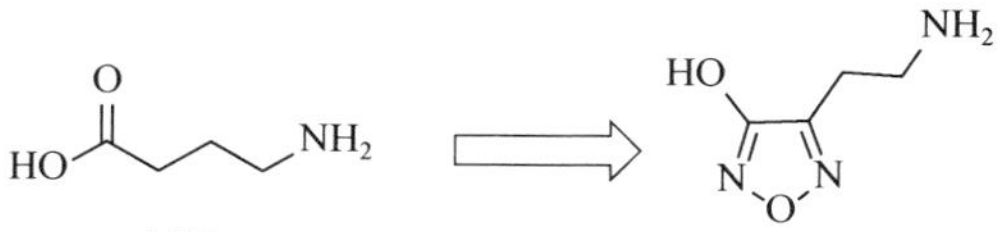

4.76
$pK_a$=4.04，10.71
$K_i$（GABA$_A$）=0.049 μmol/L
$K_i$（GABA$_B$）=0.013 μmol/L

4.77
$pK_a$=3.12，9.28
$K_i$（GABA$_A$）=13 μmol/L
$K_i$（GABA$_B$）=2.0 μmol/L

### 4.2.3　羟基

羟基生物电子等排体如表 4.14 所示。

**表 4.14　羟基生物电子等排体**

| 类别 | 举例 | | | | | | |
|---|---|---|---|---|---|---|---|
| 羟基生物电子等排体 | —OH | —NHCOR | —NHSO$_2$R | —CH$_2$OH | —NHCONH$_2$ | —NHCN | —CH（CN）$_2$ |

北京理工大学梁建华团队将天然来源的紫檀芪（4.78）的羟基变成乙酰胺，结合其他改造得化合物 WS-6（4.79），该化合物大大提高了在成年大鼠大脑海马区原位促神经发生效果，不但可以促使神经祖细胞增殖和分化为神经元，并具有抗抑郁活性。

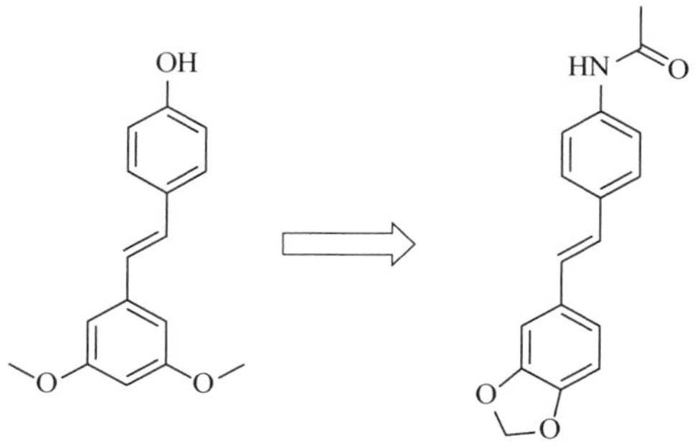

4.78

4.79

β-肾上腺素受体激动剂（4.80，4.81）活性相近，酚羟基和磺酰胺基的电性相似，$pK_a$ 也差不多，但磺酰胺基更亲水。

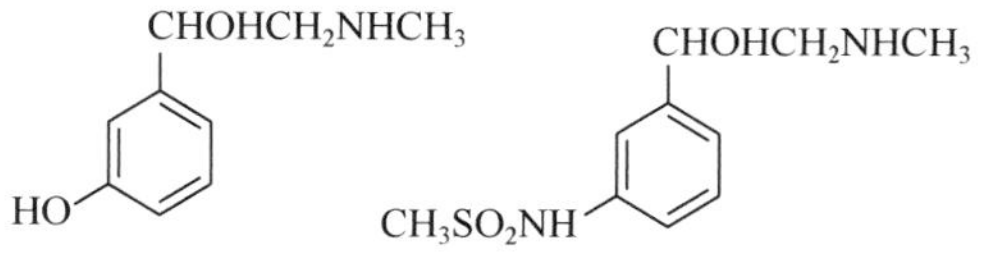

4.80，$pK_a$=9.6

4.81，$pK_a$=9.1

相对于—CF$_3$ 代替—CH$_3$，用—CF$_2$H 代替—CH$_3$，其亲脂性的变化不再剧烈而变得缓和很多。—CF$_2$H 更像是—OH、—SH 的生物电子等排体，因为它们都能作为氢键供体。

—CF$_2$H 是较弱的氢键供体，—CF$_2$H 与—SH 的亲脂性相当。

## 4.2.4 儿茶酚

儿茶酚生物电子等排体如表 4.15 所示。

**表 4.15 儿茶酚生物电子等排体**

| 类别 | 举例 | | | |
|---|---|---|---|---|
| 儿茶酚生物电子等排体 | 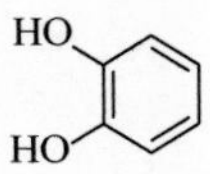 | 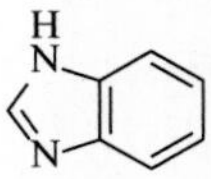 | 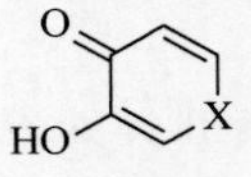 X=O X=NR | 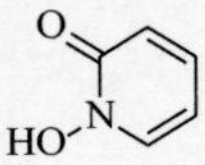 |

去甲肾上腺素（4.82）、异丙肾上腺素（4.83）和生物电子等排体（4.84~4.86）都具有 β-受体激动作用。

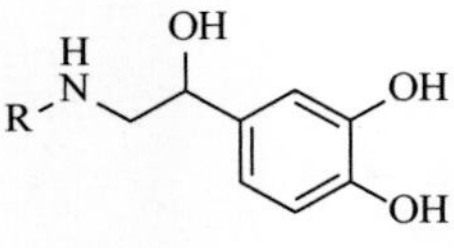

4.82，R=H
4.83，R=CHMe$_2$

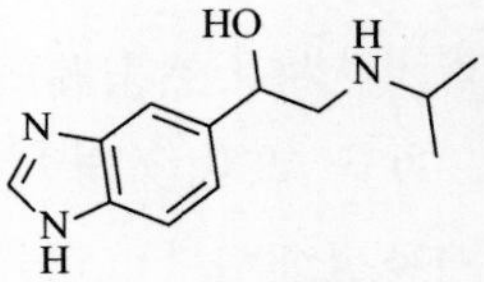

4.84

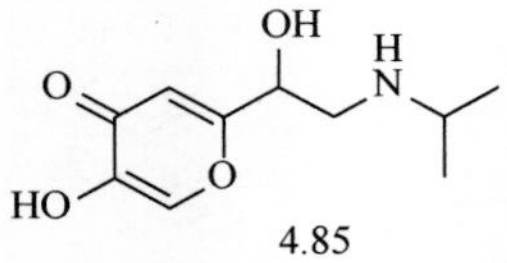

4.85

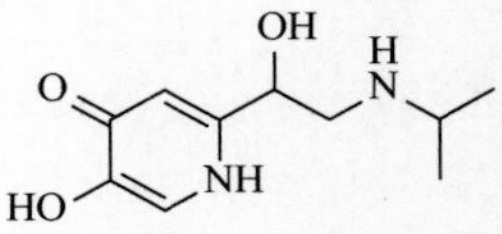

4.86

## 4.2.5 卤素

卤素生物电子等排体如表 4.16 所示。

**表 4.16 卤素生物电子等排体**

| 类别 | 举例 | | | | | | | |
|---|---|---|---|---|---|---|---|---|
| 卤素生物电子等排体 | —F | —Cl | —Br | —I | —CF$_3$ | —CN | —N(CN)$_2$ | —C(CN)$_3$ |

常见的含氟官能团包括氟—F、三氟甲基—CF$_3$、三氟甲硫基—SCF$_3$、三氟甲氧基—OCF$_3$ 等结构。2022 年 12 月 22 日，FDA 批准了吉利德的 HIV-1 衣壳抑制剂——勒那卡韦（lenacapavir，4.87）。它有 10 个氟原子，打破了默沙东 2003 年开始销售的阿瑞匹坦（aprepitant）7 个氟原子的纪录。

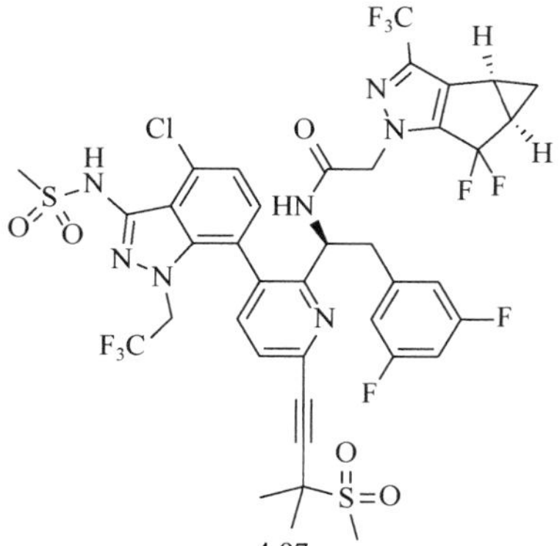

4.87

三嗪类化合物对鸡肝二氢叶酸还原酶的抑制作用与取代基—Cl、—CN、—CF$_3$、—CH$_3$ 的疏水性和电性相关，如表 4.17 所示。—Cl、—CN、—CF$_3$ 均是吸电子基团，而—CH$_3$ 是给电子基团，—Cl、—CF$_3$、—CH$_3$ 是疏水性基团，而—CN 是亲水性基团。其中，4-CN 和 4-CH$_3$ 的抑酶活性相差两个对数单位，即前者的活性仅仅是后者的百分之一。

表 4.17 三嗪类化合物对鸡肝二氢叶酸还原酶的抑制作用

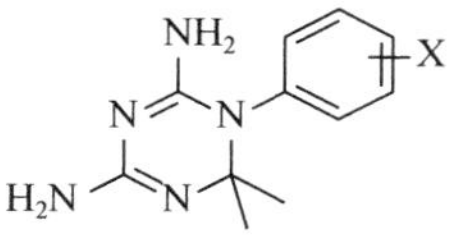

| 化合物 | X | 抑制浓度负对数 | 疏水性 $\pi$ | 电性 $\sigma$ |
| --- | --- | --- | --- | --- |
| 4.88 | 3-Cl | 7.36 | 0.71 | 0.37 |
| 4.89 | 3-CF$_3$ | 7.01 | 0.88 | 0.43 |
| 4.90 | 3-CN | 6.94 | -0.57 | 0.56 |
| 4.91 | 3-CH$_3$ | 7.08 | 0.56 | -0.07 |
| 4.92 | 4-Cl | 6.95 | 0.71 | 0.23 |
| 4.93 | 4-CF$_3$ | 6.77 | 0.88 | 0.54 |
| 4.94 | 4-CN | 4.94 | -0.57 | 0.66 |
| 4.95 | 4-CH$_3$ | 7.09 | 0.56 | -0.17 |

## 4.2.6 酰胺和酯

酰胺和酯生物电子等排体如表 4.18 所示。

**表 4.18　酰胺和酯生物电子等排体**

| 类别 | 举例 | | | | |
|---|---|---|---|---|---|
| 酰胺和酯生物<br>电子等排体 | | | | | |

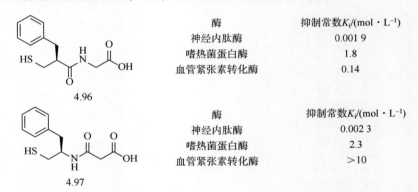

与酯基的 C—O 单键不同，酰胺由于离域作用，C—N 并非单键，而是具有双键的性质。酰胺碱呈 $sp^2$ 杂化平面结构。酯键在体内易被各类酯酶水解，常用作前药的设计；而酰胺键则相对更稳定些，可以替代不稳定的酯键结构。

反式乙烯基可以模拟多肽中的反式肽键，同时增强了多肽的疏水性，有利于其透过细胞膜。反式氟代乙烯基更类似于肽键，因为氟具有与氧相似的电性。此外，肽键反转，即羰基和亚氨基的位置互换，常用于多肽被水解之处，但有时也会改变结合模式。如逆酰胺的塞奥芬（retro-thiorphan，4.97）对嗜热菌蛋白酶和神经内肽酶的活性与塞奥芬（4.96）相当，但对血管紧张素转化酶（ACE）的活性却发生显著变化。

| 酶 | 抑制常数 $K_i$/(mol·$L^{-1}$) |
|---|---|
| 神经内肽酶 | 0.001 9 |
| 嗜热菌蛋白酶 | 1.8 |
| 血管紧张素转化酶 | 0.14 |

4.96

| 酶 | 抑制常数 $K_i$/(mol·$L^{-1}$) |
|---|---|
| 神经内肽酶 | 0.002 3 |
| 嗜热菌蛋白酶 | 2.3 |
| 血管紧张素转化酶 | >10 |

4.97

组织蛋白酶 K 可以作为骨质疏松症的靶标，化合物 L-006235（4.98）是组织蛋白酶 K 抑制剂，但是对其他组织蛋白酶也有活性；而 L-873724（4.99）作为酰胺生物电子等排体衍生物，选择性得到显著提高。

默克在 casp-3 抑制剂（4.100）开发过程中的一个重大进步是引入了呋咱结构（4.101）。相对于其他杂环（如噻二唑、吡唑、三唑、1,2,4-噁二唑和 1,3,4-噁二唑），呋咱（即 1,2,5-噁二唑）的引入提高了化合物的活性和选择性。

舒马曲坦（sumatriptan，4.102）是 5-HT$_{1D}$ 受体激动剂，临床用于治疗偏头痛。构效关系

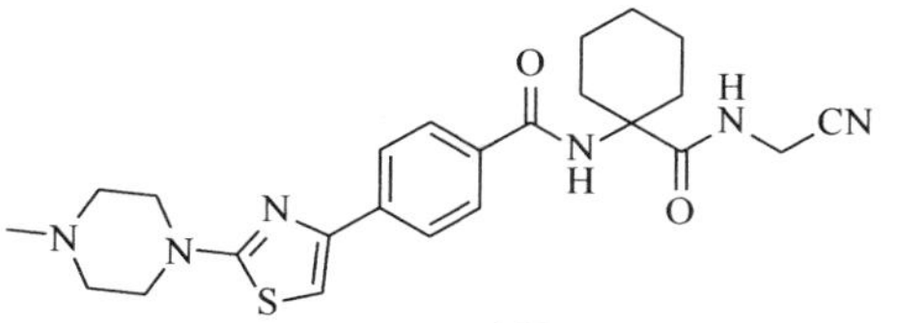

4.98

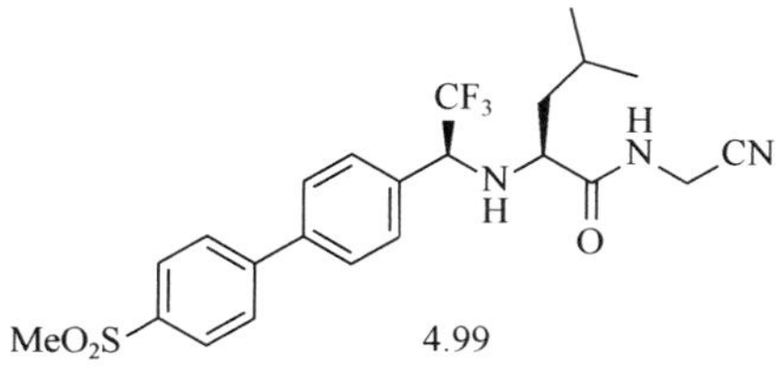

4.99

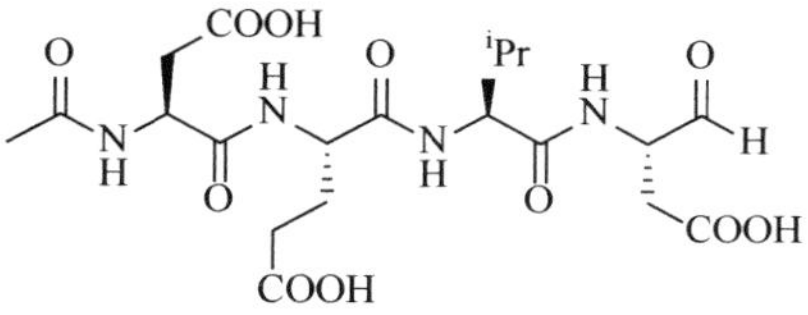

4.100

$IC_{50}$（casp-1）=0.19 μmol/L
$IC_{50}$（casp-3）=27 nmol/L
$IC_{50}$（casp-7）=87 nmol/L
$IC_{50}$（casp-8）=6.13 μmol/L
$EC_{50}$（NT2）>100 μmol/L

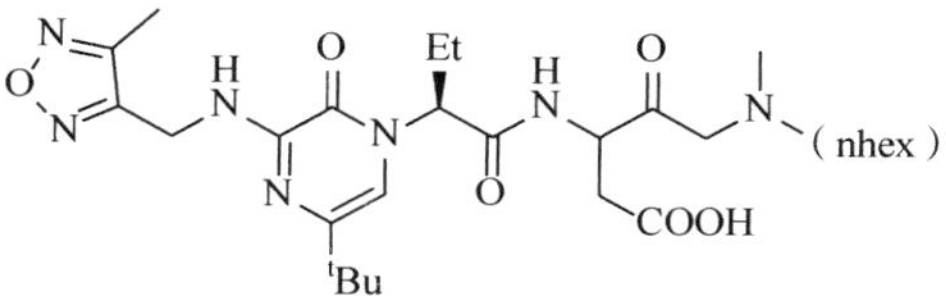

4.101

$IC_{50}$（casp-1）=67 nmol/L
$IC_{50}$（casp-3）=6 nmol/L
$IC_{50}$（casp-7）=42 nmol/L
$IC_{50}$（casp-8）=6.48 μmol/L
$EC_{50}$（NT2）=21 nmol/L

显示，苯环上取代基的氢键接受能力对于 $5-HT_{1D}$ 受体结合力和选择性是至关重要的。当磺酰胺替换成氨基噁二唑（L-695894）（4.103）时，化合物缺乏选择性，其对 $5-HT_{2A}$ 受体和 $5-HT_{2C}$ 受体具有显著的结合力；而三唑（MK-462)(4.104）衍生物则结合力和选择性俱佳。

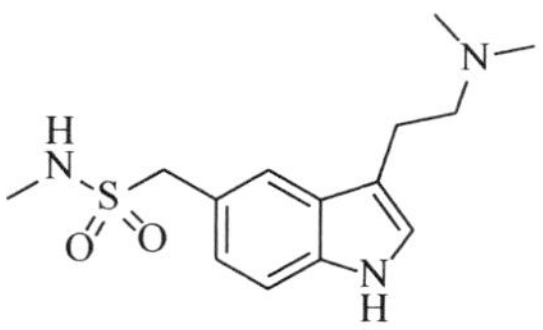

4.102

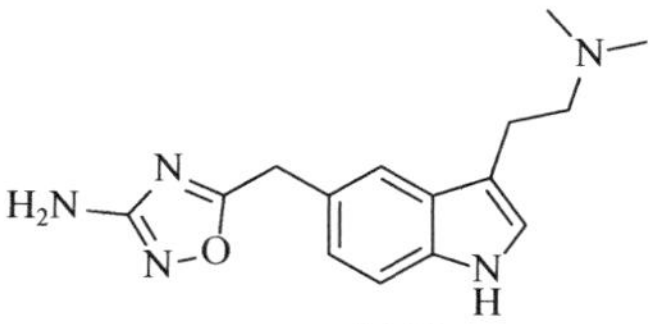

4.103

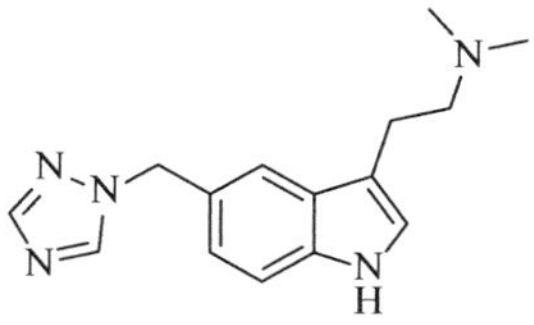

4.104

呼吸道合胞病毒是最具传染性的病毒之一，齐瑞索韦（ziresovir, 4.112）作为一款临床研究的药物，其氧杂环丁烷是酰胺生物电子等排体。这类立体的杂环之前常常由于合成方法学的原因不常见。近期开发的氧杂环丁基磺酰氟（OSF）是一种高效转换的中间体，其具有脱氟去磺酰化的潜力，并且易与各种胺类试剂直接形成复杂的酰胺生物电子等排体。氧杂环丁基磺酰氟的制备过程以及与胺类试剂的反应条件如图 4.5 所示。

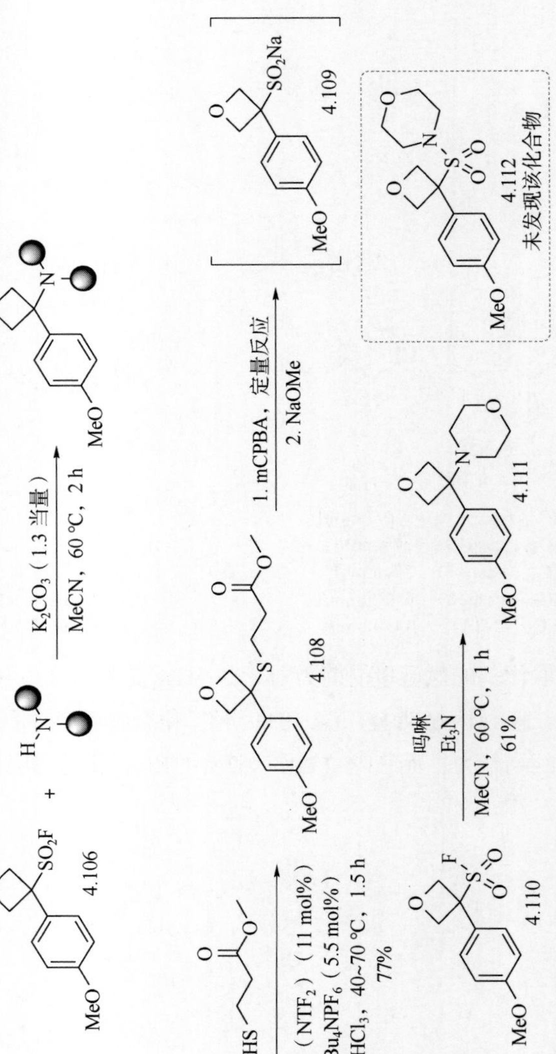

图 4.5　氧杂环丁基磺酰氟的制备过程以及与胺类试剂的反应条件

### 4.2.7　脲

脲生物电子等排体如表 4.19 所示。

**表 4.19　脲生物电子等排体**

| 类别 | 举例 | | | |
|------|------|------|------|------|
| 脲生物电子等排体 | 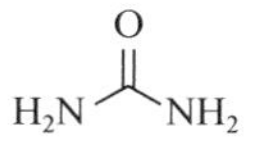 | 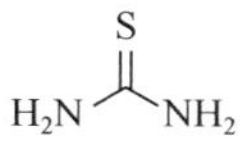 | 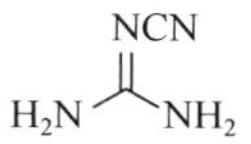 | 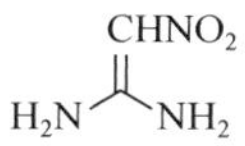 |
| | 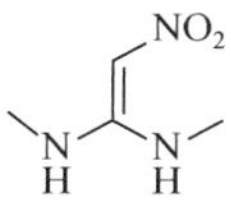 | 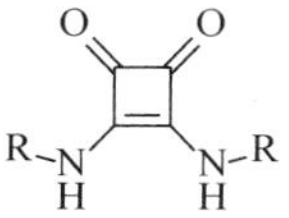 | 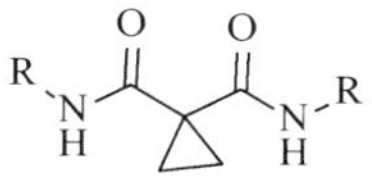 | 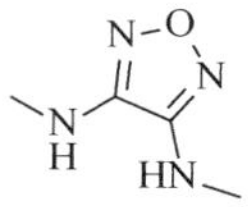 |

脲生物电子等排体包括胍基、硫脲、氰基胍、硝基胍、2,2-二氨基-1-硝基乙烯基、方酰胺、1,1-二酰胺环丙基、4,5-二氨基呋咱（1,2,5-噁二唑）等功能基团。脲呈平面性，可以与苯环等形成 π 堆积；脲的 N 原子上引入取代基，可以破坏脲的平面性，此外引入不同给/吸电子可以调节—NH—的氢键能力。

脲功能基团是许多生物活性化合物的重要结构片段，其中包括许多已上市的药物分子，如索拉菲尼（sorafenib，抗肿瘤的多激酶抑制剂）（4.113）、格列美脲（胰腺 β-细胞表面的磺酰脲受体的降血糖药）（4.114）、波普瑞韦（boceprevir，抗丙型肝炎的 NS3/4A 蛋白酶抑制剂）（4.115）、利托那韦（ritonavir，抗艾滋病的 HIV 蛋白酶抑制剂）（4.116）、卡利拉嗪（cariprazine，抗精神病的多巴胺 D3/D2 受体部分激动剂）（4.117）、齐留通 [zileuton，抗炎的 5-脂氧合酶（5-LOX）抑制剂]（4.118）等。

甲硫米特（metiamide）（4.119）的硫脲进行生物电子等排体如 N-氰基胍 [硫替丁，tiotidine（4.121）；西咪替丁，cimetidine（4.122）]、N-硝基乙烯基二胺 [雷尼替丁，ranitidine（4.120）；尼扎替丁，nizatidine（4.123）]、N-氨基磺酰基胍 [法莫替丁，famotidine（4.124）] 替换，仍然保留 H2 受体拮抗剂活性。

ATP 敏感的钾通道开放剂吡那地尔（pinacidil）（4.125）的氰基胍被替换成硫脲（4.126）后，仍然具有血管舒张作用。

方酸具有独特的 2π 拟芳香性，因其独特而近乎完美的方形结构而得名。方酸具有很高的双重酸性（$pK_{a1}=0.54$，$pK_{a2}=3.58$）。方酸酰胺两个 NH 之间的距离较脲和硫脲宽，如图 4.6 所示，方酸因具有相对的高反应活性可能引起体内毒性的风险而一度被药物化学家忽略研究。

趋化因子受体 CXCR1 和 CXCR2 属于 G 蛋白偶联受体（GPCR）超家族成员，是介导相应趋化因子发挥生物学功能的关键受体，可被生长相关蛋白 α（CXCL1）和白介素 8（CXCL8）激活。选择性的 CXCR2 的拮抗剂是炎症相关疾病治疗的靶点。默沙东开发的 navarixin（4.127）是趋化因子受体 CXCR2 的拮抗剂，对 CXCR2 具有很好的亲和力，电离常数 $K_d$ 为 0.049 nmol/L，而对 CXCR1 的 $K_d$ 为 3.9 nmol/L。

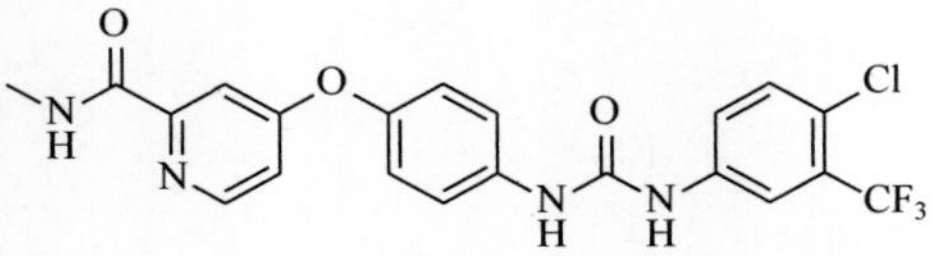

4.113

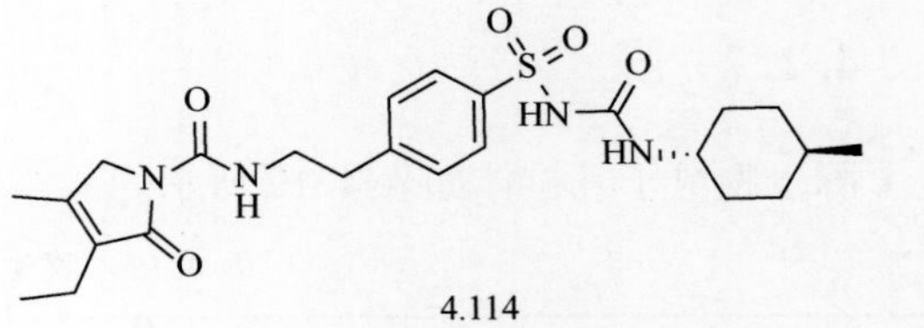

4.114

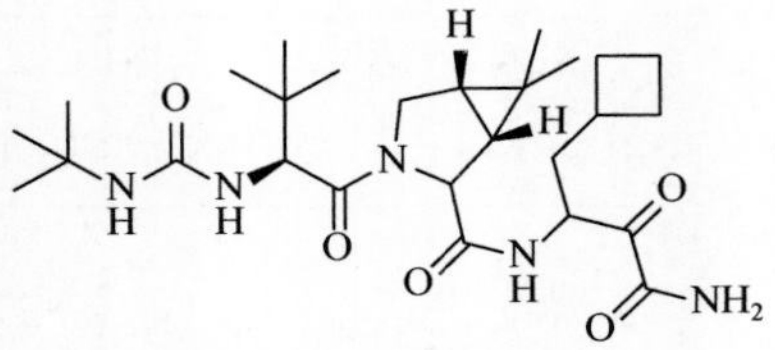

4.115

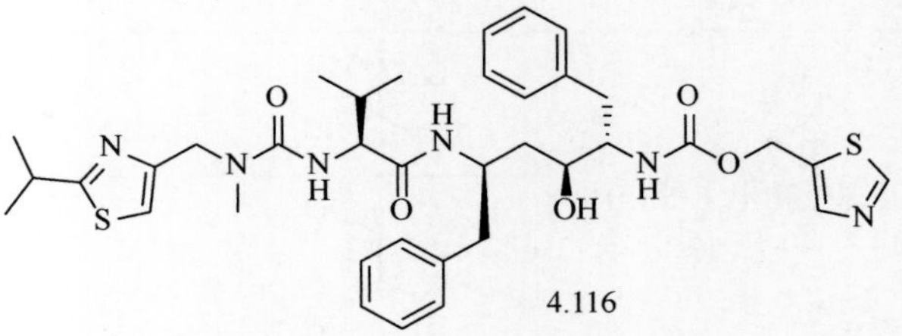

4.116

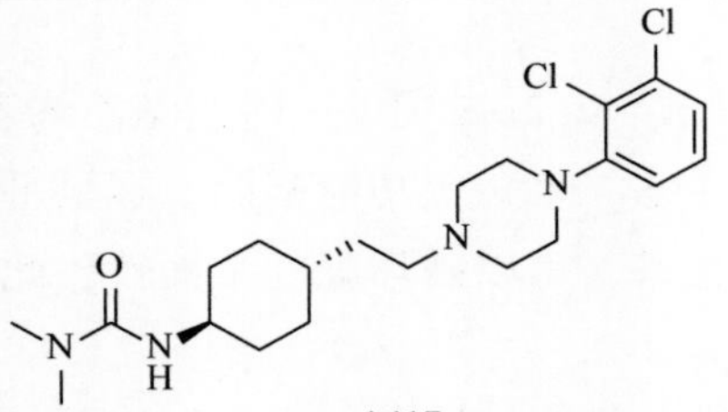

4.117

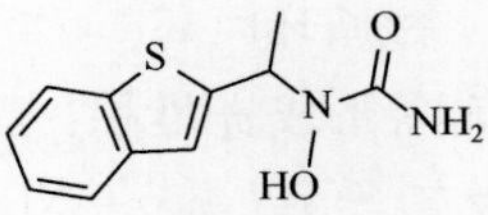

4.118

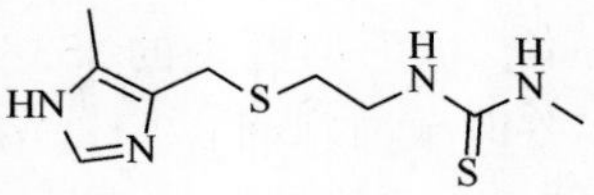

4.119

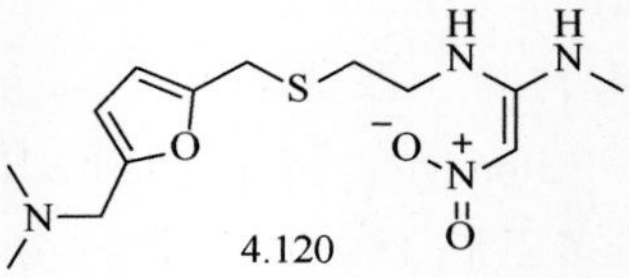

4.120

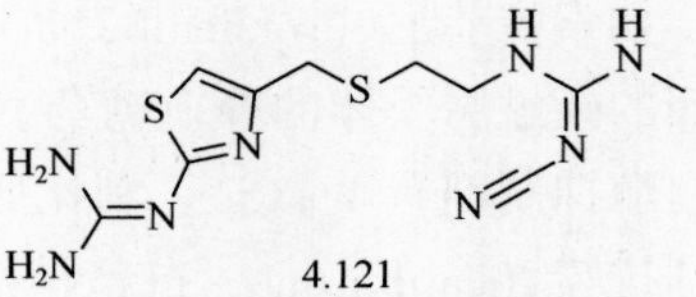

4.121

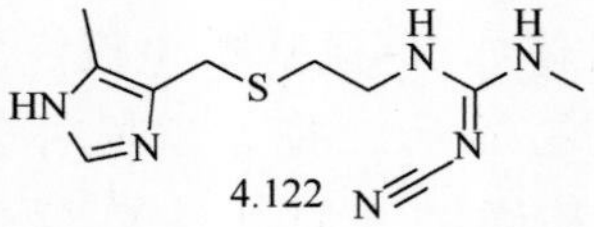

4.122

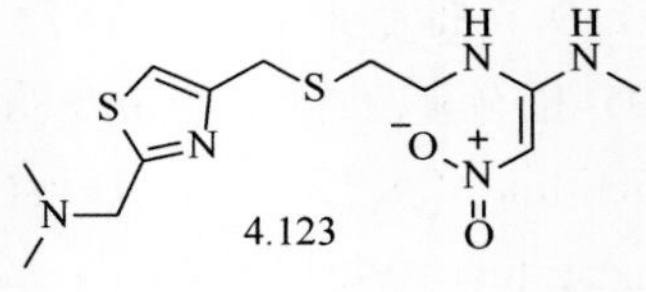

4.123

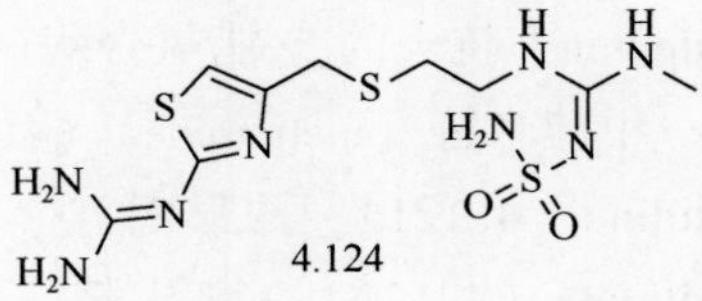

4.124

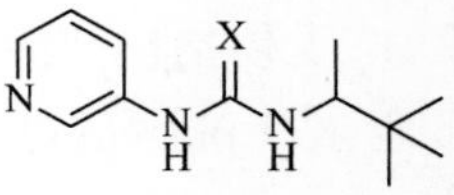

4.125，X=NCN
4.126，X=S

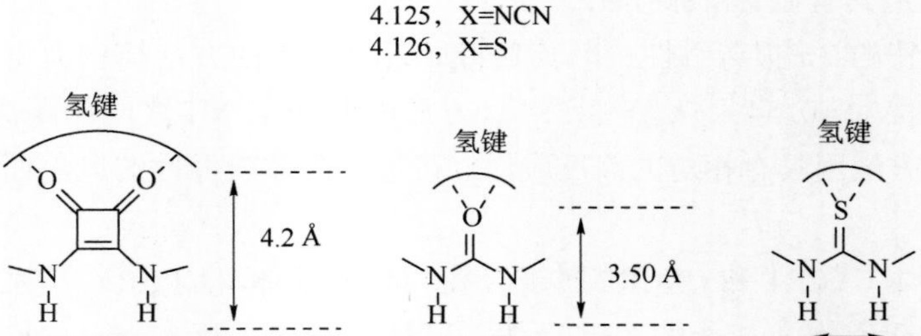

图 4.6　方酸酰胺、脲与硫脲的相似性

（a）方酸酰胺；（b）脲；（c）硫脲

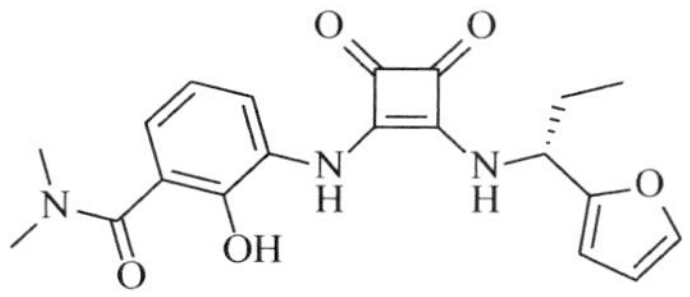

4.127
CXCR2，$K_d=0.049$ nmol/L

## 4.2.8　吡啶

吡啶生物电子等排体如表 4.20 所示。

表 4.20　吡啶生物电子等排体

| 类别 | 举例 | | | |
|---|---|---|---|---|
| 吡啶生物<br>电子等排体 | 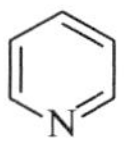 | 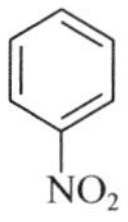 | 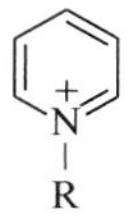 | 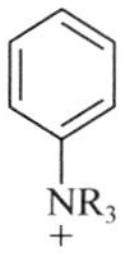 |

硝基是公认的毒性基团，但也有不少上市药物中含有硝基，如硝苯地平（4.128）。含硝基苯基和苯胺基的药物，其代谢产物中可能含有亚硝基苯，从而导致诱变、遗传毒性和致癌特性，故在药物开发的早期阶段，将其去除或替换是常规做法。辉瑞第三代钙通道阻滞剂氨氯地平（4.129）使用氯取代硝苯地平的硝基，有助于降低其毒性。

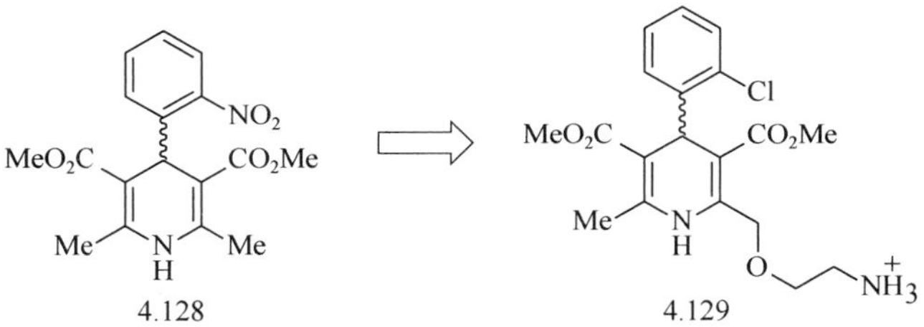

4.128 　　　　 4.129

在药物化学中，替代硝基苯基最常用的策略是用相应的吡啶基取代。非甾体抗炎药尼美舒利（4.130）的吡啶生物电子等排体（4.131）保留了抑制 COX-2 活性的作用，并以两性离子的形式存在，进而防止代谢活化。

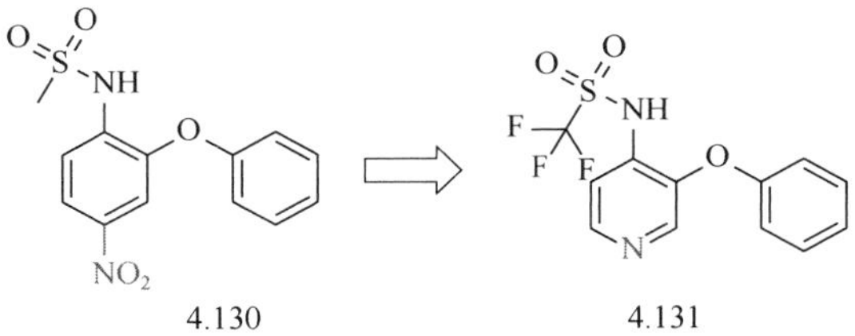

| | 4.130 | 4.131 |
|---|---|---|
| COX-1 IC$_{50}$ / （μmol · L$^{-1}$） | 3.76 | 0.14 |
| COX-2 IC$_{50}$/ （μmol · L$^{-1}$） | 0.70 | 0.62 |
| p$K_a$ | 6.56 | 6.1 |

呋咱是硝基的已知生物电子等排体。默克利用呋咱作为硝基（4.132）生物电子等排体来降低新型肾外髓质钾通道（ROMK）抑制剂（4.133）的 hERG 毒性。

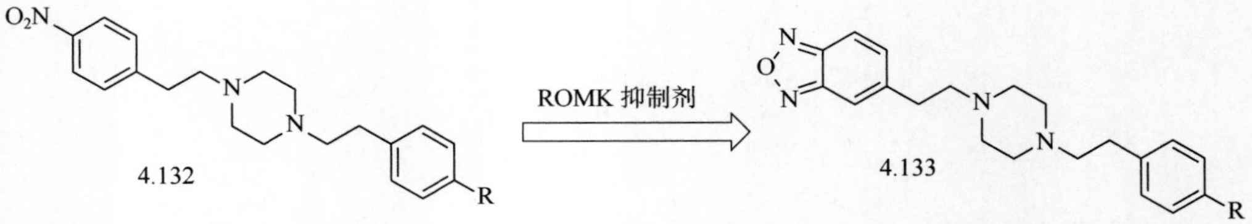

ROMK 抑制剂

4.132 → 4.133

## 4.2.9  苯环

苯环可用于与药物靶点结合的相互作用数据库是广泛的，包括面对面 π-π 堆积、边到面 π-π 堆积、π-酰胺堆积、π-Asp/Glu-Arg 盐桥堆积、π 到酰胺的 NH 堆积、π 到 OH 堆积、π 到 SH 堆积、π 到铵盐堆积等。

三个次甲基、环己烷、立方烷（图 4.7）、双环 [1.1.1] 戊烷（BCP）被认为是苯环生物电子等排体。邻位或间位取代苯环有效模拟物的设计受到的关注较少，通常是因为手性合成的立体控制性挑战难以得到有效解决。

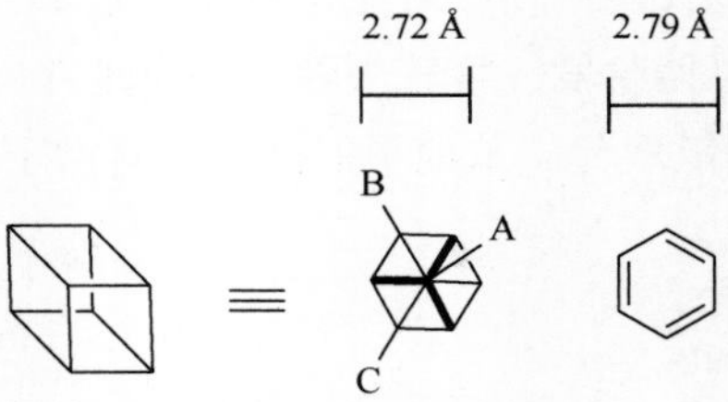

2.72 Å    2.79 Å

**图 4.7  立方烷与苯环**

基于 1,4-立方烷二甲酸二甲酯，通过官能团转变，例如引入醛基、巯基、氰基、叠氮基等，构建其他立方烷合成模块，如图 4.8 所示。立方烷的对顶点线长度为 2.72 Å，与苯环对角线长度 2.79 Å 非常接近。与苯环相比，立方烷具有一些优点，包括更高的生物稳定性和无内在毒性。

BCP 是最小的桥接脂肪环，自 1996 年第一次用于生物电子等排体以来，还没有包含此结构片段的获批药物。BCP 常用作苯环的生物电子等排体，其两端取代碳原子之间的空间距离为 1.87 Å，小于 1,4-二取代苯环的 2.79 Å。辉瑞优化 γ-分泌酶抑制剂（4.140）时，用 BCP 替换苯环得到化合物（4.141），其可以限制分子间的 π 堆积，在维持细胞活性的同时，显著提升溶解度，改善代谢稳定性，同时提升渗透性，如表 4.21 所示。

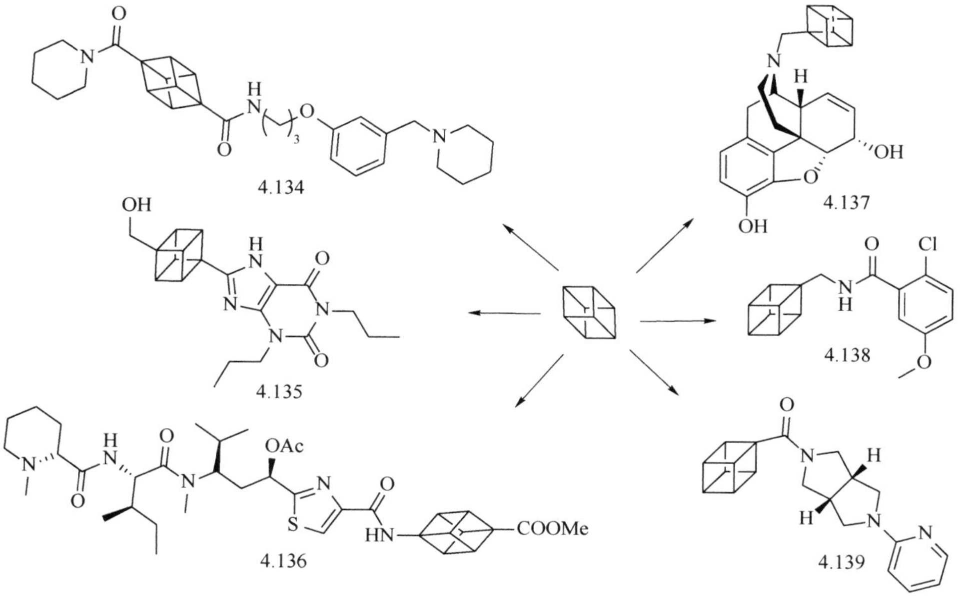

图 4.8　含立方烷结构的活性分子

表 4.21　双环［1.1.1］戊烷替换苯环对成药性的影响

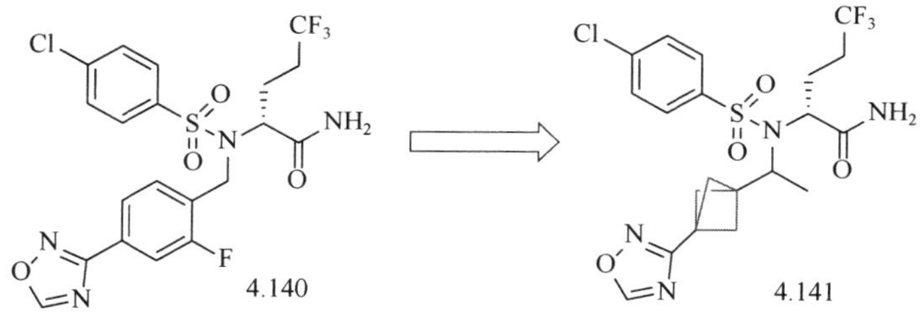

| 化合物 | 细胞水平 IC$_{50}$/(pmol · L$^{-1}$) | lg $D_{7.4}$ | 人肝微粒体代谢清除率/(mL · min$^{-1}$ · kg$^{-1}$) | 溶解度/(μmol · L$^{-1}$) | 渗透性/(×10$^{-6}$ cm · s$^{-1}$) |
|---|---|---|---|---|---|
| 4.140 | 225 | 4.7 | <16.2 | 1.7 | 5.52 |
| 4.141 | 178 | 3.8 | <8.17 | 19.7 | 19.3 |

## 4.2.10　其他

1979 年，索恩伯格（C. W. Thornber）总结药物设计中的生物电子等排体概念，认为凡是具有相似的理化性质，同时能产生广泛相似的生物学效应的基团或者分子都是生物电子等排体，并指出 8 种结构参数会在生物电子等排体中发生改变，它们分别是分子量大小、键角和杂化所引起的形状改变、电子云分布、脂溶性、水溶性、p$K_a$、化学反应性、氢键。这些结构的改变最终又会引起以下重要变化。

(1) 结构变化：整体结构的局部对于维持特定的药效构象是非常重要的。

(2) 与受体相互作用：一些结构参数如氢键、大小、形状、电子云分布、化学反应性(如能共价结合受体)、$pK_a$ 等，对于是否能与生物大分子相互作用及其作用力大小都是关键性的。

(3) 药代动力学：脂溶性、水溶性、$pK_a$ 和氢键等对于分子的吸收、转运、分布和代谢等药代动力学性质都有举足轻重的作用。

(4) 药物的代谢物：化学反应性是影响代谢位点的决定性因素，如甲苯的甲基在体内易被氧化酶代谢为羧基，使半衰期缩短，故其比对应的苯具有较低的生物毒性。

因此，该类生物电子等排体涉及范围广，最具代表性的是基团反转和开链结构的环合，在药物设计中应用较多。

(1) 基团反转。基团反转是药物设计中常用的方法，特别是在肽类化合物中得到广泛的应用。如 $R_1CONHR_2$ 和 $R_2CONHR_1$，二者具有相似的疏水性、电性、立体性和药理活性，具体有：普鲁卡因胺（4.142）和利多卡因（4.143）都是临床上使用的局麻药，二者的构效关系是通过酰胺基团的反转实现的；双炔酰菌胺（mandipropamid，4.144）是第一个商品化的扁桃酰胺类杀菌剂，将其酰胺中的羰基和亚氨基交换位置，得到的苯乙酰儿茶酚胺类化合物（4.145）亦具有较好的杀菌活性；苯基哌啶类镇痛药盐酸哌替啶(4.146)，属于哌啶羧酸乙酯类衍生物，将其酯键反转后得哌啶醇的丙酸酯类衍生物盐酸阿法罗定（4.147)，两者具有相似的溶解度和药理活性，但后者的镇痛效果是前者的15倍。

4.142

4.143

4.144

4.145

4.146

4.147

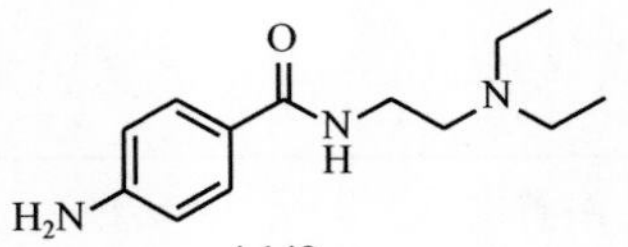

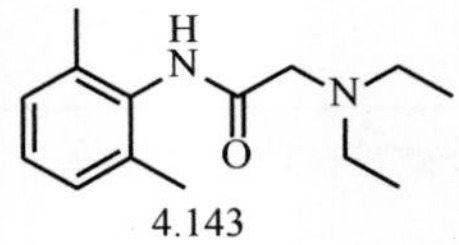

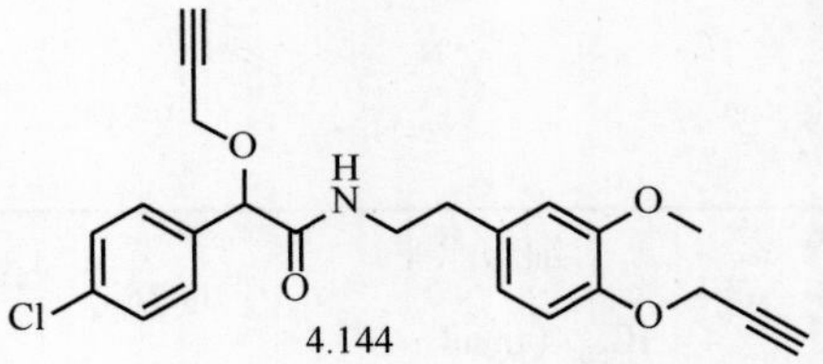

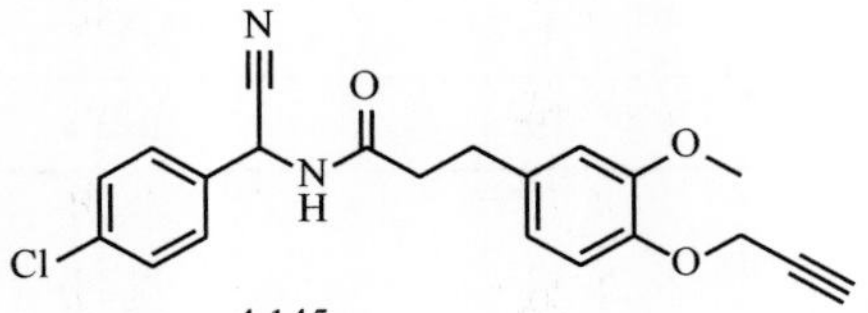

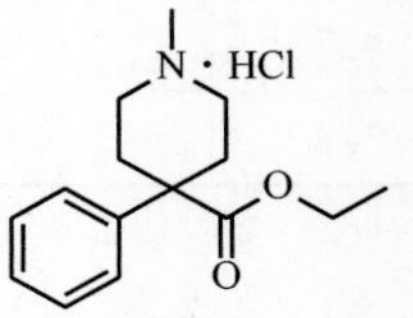

(2) 开链结构的环合。药物设计中另一种重要的修饰方法是开链结构的环合。由于开链分子具有较好的柔性，可能会产生多种药理活性，环合后分子的多样性减少，作用特异性增强，副作用可相对减少。链状结构连接成环的药物设计，其目的就是限制分子的构象，减少低能构象体数目，有助于提高药物分子的选择性，此外，还可用环合操作推断药物的药效构型。

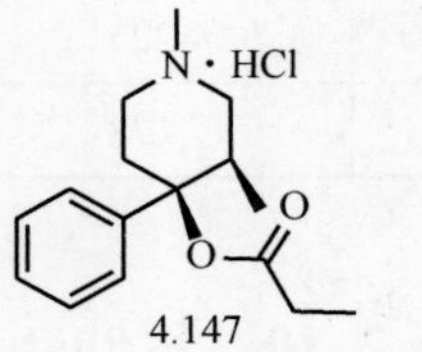

开链结构的环合在药物设计中应用实例较多，并在药物研发中取得了显著的成效。如中枢神经递质 γ-氨基丁酸（gamma-aminobutyricacid，GABA，4.148）是介导抑制中枢神经系统的重要内源性物质，分子内含有 4 个可自由旋转的键，可产生多种低能构象，通过环合对其进行构象限制，固定其柔性分子的活性构象，得到强效的 GABA 激动剂（gaboxadol，4.149）。该激动剂可直接作用于 GABA-A 受体，是第一个以大脑突触外 GABA-A 受体为靶点设计的抗失眠药。

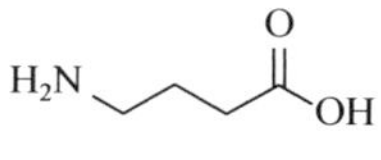

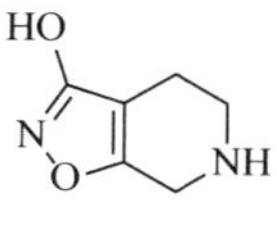

諾氟沙星（norfloxacin，4.46）和氧氟沙星（levofloxacin，4.150）都属于第三代喹酮类抗菌药，但諾氟沙星有脂溶性差、药物穿透力不强、生物利用度低等缺点。氧氟沙星含亲水性的噁嗪环和疏水性的氟原子，使其具有恰到好处的脂溶性及脂水分配系数，故易于吸收。

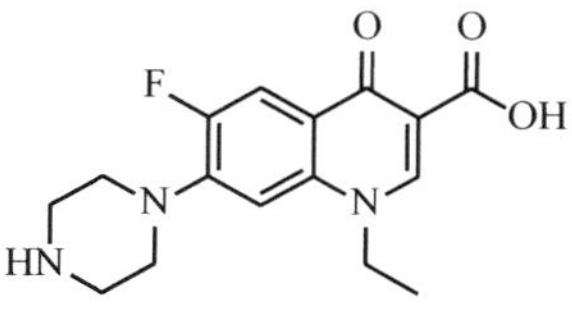

非经典的生物电子等排体原理已广泛应用于药物设计中，按照该原理对已知药物进行结构修饰，不仅可以达到对先导化合物的改造，还可以在一定程度上改变化合物的物理化学性质，同时如果在该分子的其他部位引入适当的基团，再进行结构修饰，以补偿或调整这种非期望的变化，一般都能获得较好的生物活性。

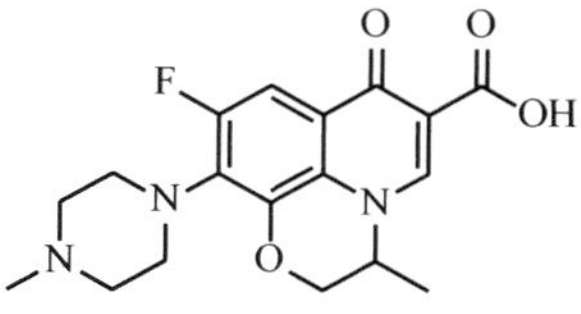

1991 年，药物化学领域的旗舰期刊 *Journal of Medicinal Chemistry* 的第一任主编 Alfred Burger 给出了囊括以往生物电子等排体的定义，即生物电子等排体是具有近似相同的分子形状和体积、非常相似的电子分布，同时呈现类似的理化性质的化合物和基团。

在药物化学领域，生物电子等排体历史悠久且至今仍在广泛应用，特别是在靶标结构不清楚或者靶标与小分子相互作用模式不清楚的情况下，可以有效用于类似物的设计（即基于配体设计）中。需要指出的是，更多的生物电子等排体仍在不断充实中，特别是近些年新合成方法的诞生和新砌块试剂的商业化，大大丰富了生物电子等排体的内涵。它的应用为通过结构改造使药物具有更好的生物活性和类药性提供了有力的研究工具，同时也是获得具有知识产权的新药的重要手段。

## 思考题

1. 什么是生物电子等排体？

2. 经典的生物电子等排体和非经典的生物电子等排体的区别是什么？

3. 在实际的构效关系研究中，应用生物电子等排体改造所得到的类似物活性可能会发生哪些变化？

# 第5章
# 结构优化提高活性

构效关系指的是药物或其他生理活性物质的化学结构与其生理活性之间的关系，简称构效关系（structure-activity relationships，SAR）。狭义的构效关系研究的对象是药物，广义的构效关系研究的对象则是一切具有生理活性的化学物质，包括药物、农药、化学毒剂等。最早期的构效关系研究以生物电子等排体来定性推测生理活性物质结构与活性的关系，进而推测靶酶活性位点的结构和设计新的活性物质结构。随着信息技术的发展，以计算机为辅助工具的定量构效关系成为构效关系研究的主要方向，定量构效关系也成为合理药物设计的重要方法之一。

## 5.1 药效团修饰

药效团（pharmacophore）是一系列具有相同药理作用机制的化合物中，所共有的几个在空间排布上相似或相同的结构部分或基团的总称。所谓空间排布，是指这些结构部分或基团之间的距离和空间的角度，这是必须在化合物的三维空间结构（经能量优化的构象）基础上决定的。对于具体骨架，药效团又可以看成产生生理作用的某种基团。药效团最大的特点是，一方面药效团的简单变化往往引起生理活性的巨大落差，实际上这源于该基团与靶标的相互作用对作用力贡献较大；但另一方面，药物作用细胞内的靶标还常常受到穿膜能力大小的影响，因此本章将重点讨论这两方面问题。

### 5.1.1 分子作用力

小分子与生物大分子存在多种作用力，其中共价键属于不可逆的结合力。在生理条件下，能电离出正离子或者负离子的基团可以与生物大分子形成离子-离子键（该作用力与离子距离成反比）或者离子-偶极键（该作用力与离子距离和偶极矩距离平方差成反比），显然距离的变化对该作用力的影响较大。氢键也是一种重要的作用力，通常认为 OH、$NH_2$ 与氧和氮之间形成的作用力较强，氧和氮在一定距离（如小于 3 Å）和夹角（如大于120°）条件下可以形成氢键，氢键的形成具有饱和性和方向性特点。此外，从富电子到缺电子的电荷转移作用（如 π-π 作用）、疏水性结合（排挤疏水性基团之间的水）、范德华力（一个原子吸引另一个原子外围电子的极化）也是相互作用的重要形式，这些分子的相互作用能大小不同，如表 5.1 所示，需要指出的是，有些作用力虽然弱，但基于分子内的多处相同作用力的累计效应相当明显。

**表 5.1 分子的相互作用**

| 键的类型 | 相互作用能/(kcal① · mol$^{-1}$) | 键的类型 | 相互作用能/(kcal① · mol$^{-1}$) |
|---|---|---|---|
| 共价键 | 40~100 | 氢键 | 1~7 |
| 离子键 | ~10 | 电荷转移 | 1~7 |
| 离子–偶极键 | 1~7 | 疏水性结合 | 1 |
| 偶极–偶极键 | 1~7 | 范德华力 | 0.5~1 |

共价键作用模式在药物史上并不罕见，如 β-内酰胺与黏肽转肽酶共价结合，阿司匹林对环氧化酶（cyclooxygenase，COX）蛋白底物通道中的丝氨酸进行乙酰化修饰，顺铂水解后与 DNA 中鸟嘌呤上氮原子配位结合。虽然上述这些药物的作用机制属于事后发现，但近些年理性设计共价结合药物思路也被有意识地拓展，如阿斯利康开发的吉非替尼（5.1）上市后主要耐药原因是肿瘤细胞受体酪氨酸激酶结构域的 790 位苏氨酸（T）点突变为甲硫氨酸（M），一般称为"T790M"；第二代受体酪氨酸激酶抑制剂代表药物有勃林格-殷格翰的阿法替尼（5.2），辉瑞的达克替尼（5.3）引入了迈克尔加成受体丙烯酰胺，所改造的共价抑制剂可与半胱氨酸残基（C797）共价结合，实现更高的结合亲和力和更长的停留时间（residence times），抑制剂与 EGFR 的不可逆结合部分恢复了针对 T790M 突变体的活性。

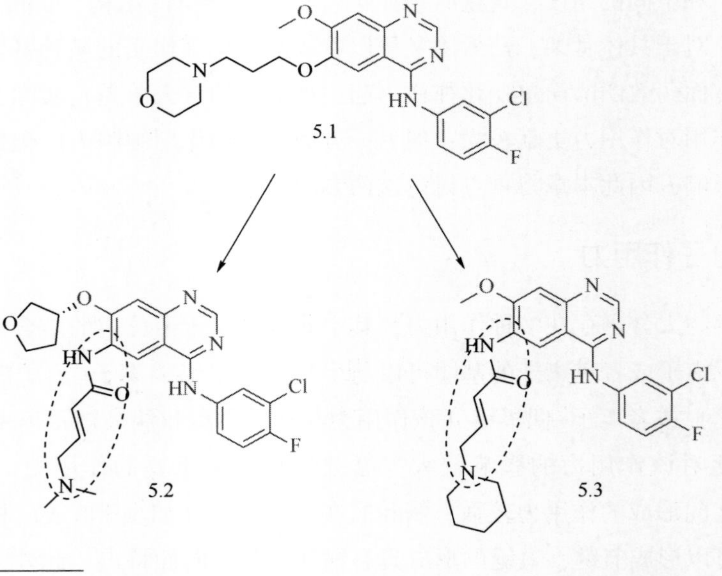

---

① 1 kcal = 4.184 kJ。

　　药物绝大多数带有碱性基团或者酸性基团，在生理 pH 条件下，电离的酸根或者铵盐可以形成离子键或者离子−偶极键。质子化的氨基或者酸根可以与靶标形成较强的相互作用，如喹诺酮抗生素 [诺氟沙星（5.4）、环丙沙星（5.5）、左氧氟沙星（5.6）] 的 3−羧基和 4−羰基可以与靶标−拓扑异构酶的镁离子形成螯合作用，同时其芳基也能与 DNA 形成堆积作用，这些基团均是喹诺酮的药效团。

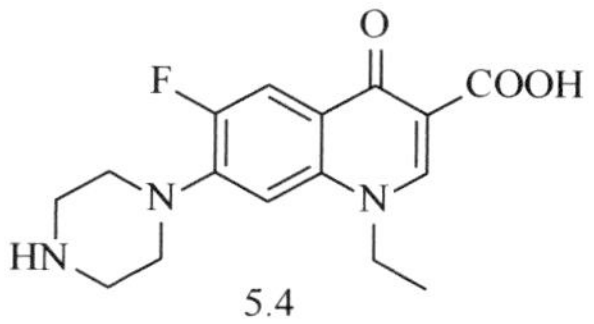

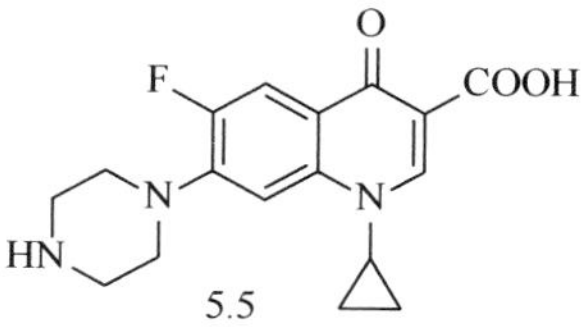

　　与磺酸或者羧酸相比，酯和酰胺更为常见。其中，所有的氮和氧都可以作为氢键受体（2 个），但氢键供体只有羧基（1 个）和氮上未取代酰胺（2 个）或者单取代的酰胺（1 个）。

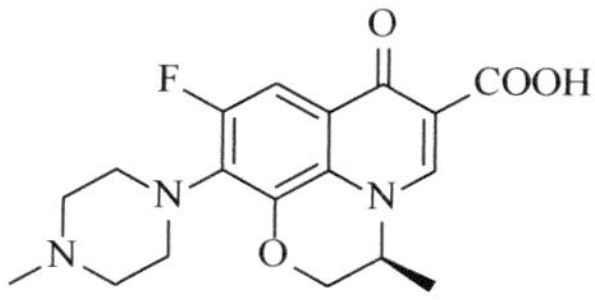

　　羟基既可能是氢键供体（1 个），又可能是氢键受体（1 个）。类似地，氨基既是氢键受体（1 个），又是氢键供体（2 个）。巯基只是氢键供体（1 个），不能接受活泼 H。卡托普利（5.7）的巯基与血管紧张素转化酶中的锌离子配位结合，比相对应的羧基化合物抑制作用提高 100 倍。

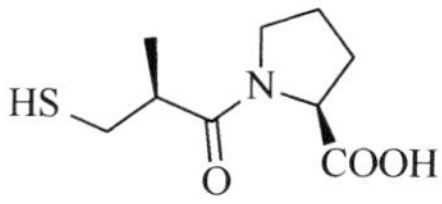

　　1935 年，英国的物理有机化学家哈密特（Louis Hammett）研究相同取代苯甲酸和苯乙酸的电离常数时发现，相似的取代基将产生相似的电离变化，因此电性参数采用 Hammett 常数 $\sigma$ 表示：

$$\rho\sigma = \lg k_X - \lg k_H$$

式中，$k_X$ 和 $k_H$ 分别表示含取代基和不含取代基的化合物平衡常数；$\rho$ 为常数，取决于特定的反应，与取代基无关；$\sigma$ 为取代基的电性常数，与反应的性质无关，给电子基团的 $\sigma$ 为负值，吸电子基团的 $\sigma$ 为正值。

　　基团的电性对生物活性也有影响，氨基的给电子效应使氮芥中的氯更易离去，因此氨基为较强的烷化试剂，而吸电子的氯或者硝基取代则相反，如表 5.2 所示。

表 5.2 基团的电性对生物活性的影响

| 母体结构 | 化合物 | X | 水解率比值 | 生物活性 |
|---|---|---|---|---|
| | 5.8 | 4-NH$_2$ | 100 | + |
| | 5.9 | H | 20 | + |
| | 5.10 | 4-Cl | 9 | - |
| | 5.11 | 2,4-(NO$_2$)$_2$ | <1 | - |

烷基是给电子疏水基团，化合物引入烷基，可以使分子中电荷密度的分布发生改变，同时增大化合物的脂溶性和分子体积。随着碳原子数目增加，烷基的疏水性及立体大小也增大，但给电子的能力几乎不变。因此，化合物与受体的作用力，如果是以疏水性结合或立体相互作用为主，则引入烷基可增强与受体的结合力。

### 5.1.2 跨膜能力与 lg $P$ 和 p$K_a$

化合物最主要的跨膜方式是被动扩散（passive diffusion），其与脂水分配系数 lg $P$ 相关，而可电离化合物的跨膜方式还与电离常数和介质 pH 的差值相关。其他的跨膜方式还有主动转运（active transport）、胞饮（pinocytosis）、易化扩散（facilitated diffusion）、外排（efflux）和细胞间旁路（paracellular）等，如图 5.1 所示。被动扩散是浓度梯度驱动，从高浓度扩散到低浓度，并且不消耗能量。极性或者电离化合物在穿膜前无法顺利解除与水分子之间的作用力，导致水腔包裹下的化合物很难穿过高疏水性的脂质双层膜。

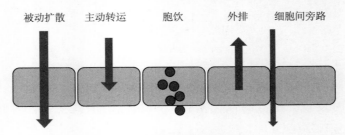

图 5.1 化合物的跨膜方式

需要特别注意的是，在酶水平测试显示较高活性的化合物，在细胞水平则有可能活性比较差（如表 5.3 中化合物 C 和 D），这种情况很可能是因为化合物的透膜能力比较差，在平行人工膜渗透实验（PAMPA）中表现为较低数值，或者细胞膜上外排泵的底物无法在细胞内积聚到治疗所需浓度。由于细胞膜中间由疏水性的脂肪链构成，这导致低极性化合物比高极性化合物更容易透过细胞膜，电中性化合物比电离化合物更容易穿膜。

表 5.3　渗透性对细胞活性的影响

| 化合物 | 体外 $K_i$/($\mu mol \cdot L^{-1}$) | PAMPA 中 $P_e$/($\times 10^{-6}$ cm $\cdot$ s$^{-1}$) | 细胞水平 $IC_{50}$/($\mu mol \cdot L^{-1}$) |
|---|---|---|---|
| A | 0.007 | 4.9 | 10.5 |
| B | 0.02 | 1.0 | 22.1 |
| C | 0.01 | 0.02 | 无活性 |
| D | 0.05 | 0.1 | 无活性 |
| E | 3.5 | 14.3 | 无活性 |
| F | 17 | 6.6 | 无活性 |
| G | 4.3 | 0.01 | 无活性 |

　　通常用脂水分配系数表征化合物在水溶性和脂溶性之间的平衡。由于药物在生物相中的浓度难以测定，通常用有机相模拟，最常用的是 $P_{o/w=正辛醇/水}$。

$$P = \frac{C_{生物相}}{C_{水相}}$$

式中，$C_{生物相}$ 为药物在生物相中物质的量浓度；$C_{水相}$ 为药物在水相中物质的量浓度。

　　$P$ 值越大，则药物的脂溶性越高。$C_{生物相}$ 测量困难，通常用 $C_{正辛醇}$ 代替。由于药物为有机化合物，$P$ 值较大，实际中用 $\lg P$ 表示。药物具有亲脂性时为正值，具有亲水性时为负值。

　　由于药物的化学结构可看成各取代基按一定方式组合而成，可以用疏水常数（hydrophobic constant）$\pi$ 来表示取代基的疏水性。根据定义，$\pi > 0$，取代基具有疏水性；$\pi < 0$，取代基具有亲水性。

$$\pi = \lg P_X - \lg P_H$$

式中，$P_X$ 为取代基 X 取代之后化合物的脂水分配系数；$P_H$ 为取代前分子的脂水分配系数。

　　95% 的市售药物是可电离的酸或碱，如图 5.2 所示。药物在体液中可以是非电离的中性分子（具有较好渗透性）或电离的离子（具有较好水溶性）两种形式。不同的形式对药物吸收的影响不同。

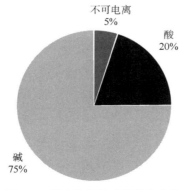

图 5.2　易电离的酸碱类药物占比

酸性药物的电离：

$$HA + H_2O \rightleftharpoons H_3O^+ + A^-$$

电离常数 $K_a$ 为

$$K_a = ([H_3O^+][A^-])/[HA]$$

$$-\lg K_a = -\lg[H_3O^+] - \lg([A^-]/[HA])$$

由于

$$-\lg K_a = pK_a, \quad pH = -\lg([H_3O^+])$$

故

$$pK_a = pH - \lg \frac{[A^-]}{[HA]}$$

未电离药物与电离药物浓度之比为

$$\frac{[HA]}{[A^-]} = 10^{pK_a - pH}$$

对酸性药物而言，环境 pH 越小（酸性越强），则未电离药物［HA］浓度越高。

碱性药物的电离：

$$B + H_2O \rightleftharpoons BH^+ + OH^-$$

按类似方式演算，得碱性质子化药物与中性药物浓度之比为

$$\frac{[HB^+]}{[B]} = 10^{pK_a - pH}$$

对碱性药物而言，环境 pH 越大（碱性越强），则未电离药物［B］浓度越高。

药物分子的酸碱性直接影响了其吸收和排泄，以及在溶液中与其他药物的兼容性。

化合物的脂水分配系数和电离常数均会影响化合物的跨膜能力，进而影响其在细胞内的积聚浓度，最终影响酶水平到细胞水平活性的变化。

卤素的电负性随着原子序数增大而减少，疏水性随着原子序数增大而增大。其中较为特殊的是与氢原子相同大小的氟原子：连在 sp$^2$ 碳上的含氟基团能提高亲脂性，而与 sp$^3$ 碳相连的含氟基团会降低亲脂性。此外，与杂原子或共轭体系相连的含氟基团也能提高亲脂性。基于芳基脲的可溶性环氧化物水解酶（sEH）抑制剂（5.12）有药效，但水溶性低，意外的是，用三氟甲氧基取代其叔丁基，增加了抑制剂（5.13）的药效，且水溶性呈大幅增加，但是理论计算没有预料到这一结果。

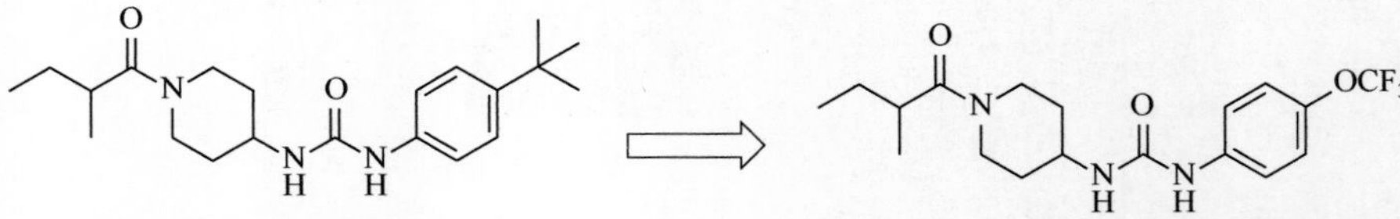

5.12，IC$_{50}$=2.44 nmol/L
溶解度=0.02 μg/mL

5.13，IC$_{50}$=0.36 nmol/L
溶解度=22.5 μg/mL

### 5.1.3　取代基的电性 $\sigma$ 和疏水性 $\pi$

在研究构效关系的过程中，如何研究取代基的变化对活性的影响，需要选取不同电性和疏水性的取代基，图 5.3 表示了取代基在不同象限的电性 $\sigma$ 和疏水性 $\pi$。选择同一象限的取代基的衍生物不会衍生出一个全面的构效关系，因为这样很难分辨活性的改变是由 $\pi$ 还是由 $\sigma$ 引起的。

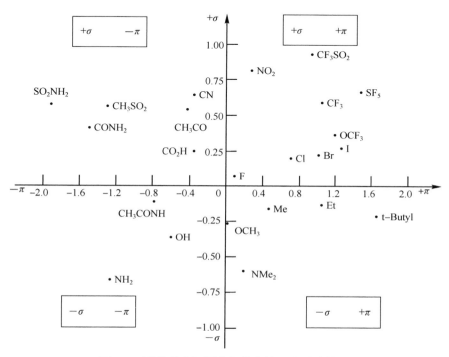

图 5.3　取代基在不同象限的电性 $\sigma$ 和疏水性 $\pi$

### 5.1.4　化合物的几何构型和立体构型对活性的影响

构型（configuration）是指化合物分子中特定立体异构体特征原子的排列。系统命名法中，旋光异构体用 R、S 表示立体绝对构型，几何异构体用 E、Z 表示顺反构型。组成 DNA 的糖类和组成蛋白质的氨基酸均具有构型的特异性，因此生物大分子本身是具有立体特异性的。药物与受体的互补性，必然要求在两者结合部位上的疏水性、电性、立体性都应该互补；药物与受体的结合必是三个或三个以上的部位结合，才能保证一定的稳定性。这些因素导致化合物的构型会对活性有影响。

化合物由于立体构型不同，其生理作用可能有下列 4 种情况：

（1）一种异构体有效而另一种异构体无效，如左啡诺（5.14）可与阿片受体的特异性结合，是强效镇痛药，对应的异构体则无此作用。

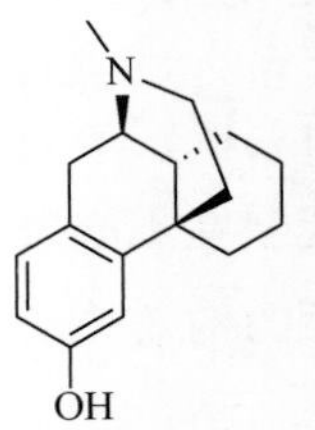

5.14

（2）异构体显示不同的生理作用，如作用于神经系统的药物中，氯胺酮 S-异构体有麻醉作用，而对应的 R-异构体（5.15）则具有兴奋和精神紊乱作用。

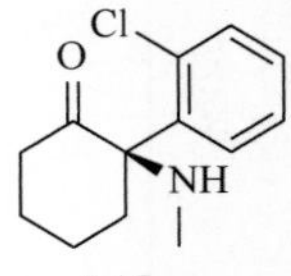

5.15

（3）异构体生理作用相同，但强度相同或者不同，如舒必利 R-异构体（5.16）的多巴胺受体拮抗作用比对应的 S-异构体强得多。

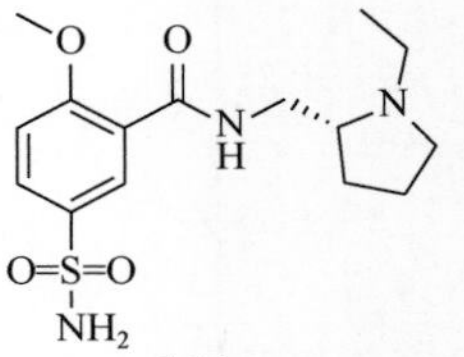

5.16

（4）异构体生理作用相反，如 R-（-）-1-甲基-5-苯基-5-丙基巴比妥（5.17）为 GABA 受体的拮抗剂，可抑制癫痫的发作，而对应的 S-异构体则可诱导癫痫的发作。

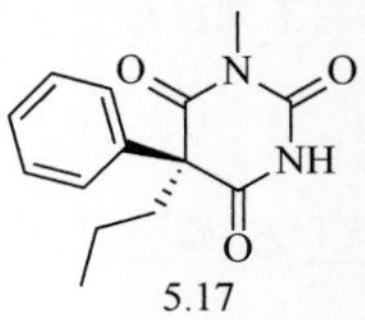

5.17

几何构型也会对活性有显著影响，如大环内酯的丙烯基侧链衍生物 Z 型（5.18）比 E 型（5.19）的抗耐药菌活性更高。

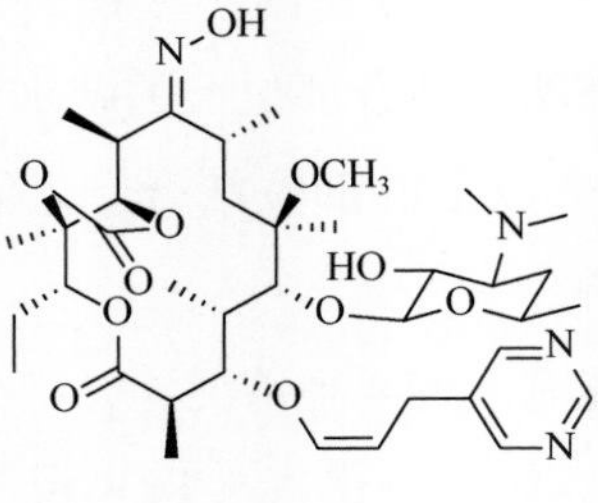

5.18

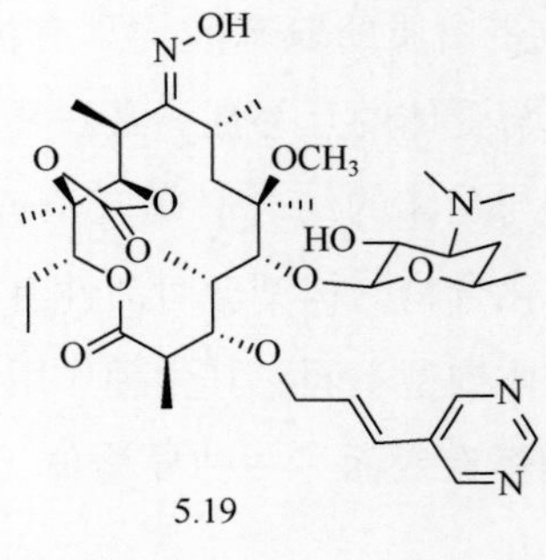

5.19

生理作用不同或相反，异构体必须分离，以手性药物上市。为了鼓励手性药物上市，若异构体生理作用强弱不同或一个无效，此前以外消旋体上市的药物可以以手性药物作为新药上市，并享受新药的政策优惠。

## 5.2　骨架跃迁

### 5.2.1　优势骨架的结构

药物骨架跃迁（scaffold hopping）是一种广泛应用的药物设计策略，指的是在保持分子结构中心骨架不变的前提下，对药物分子的侧链或其他部分进行结构调整，以期获得新化合物，从而拓展化合物的结构空间，提高其生物活性和药物性质。药物骨架跃迁可以通过化学修饰、分子碎片合成、组合化学等手段实现。相对于从头开始合成一种新化合物，骨架跃迁可以节省合成成本和时间，并且保持了中心骨架的药物特性。

Sun 及其同事描述了一个有用的分类系统，根据结构变化的策略和所做的特定替换，对骨架跃迁程度（范围从 1°~4°）进行分类（表 5.4），骨架跃迁示例如图 5.4 所示。

表 5.4　骨架跃迁程度的分类

| 骨架跃迁程度 | 基本描述 |
| --- | --- |
| 1° | 杂环替换，保持侧链基团占据相似空间 |
| 2° | 开环和闭环，调节构象限制 |
| 3° | 小分子衍生的拟肽和伪肽 |
| 4° | 基于拓扑或形状的骨架跃迁 |

1°骨架跃迁：杂环替换，如图 5.4（a）所示。1°（一级）骨架跃迁是文献中报道的最常见的形式，这种骨架跃迁水平包括杂环内单个原子的取代，以及不同的杂环（但高度相似）替换。虽然 1°骨架跃迁通常只包含小的结构变化，但它在识别关键配体结合相互作用、调节药代动力学特性和识别不同化学类型方面非常有用。

2°骨架跃迁：开环和闭环（伪环结构），如图 5.4（b）所示。2°（二级）骨架跃迁使用更刚性的闭环系统或更灵活的开环系统作为核心结构，这些修饰与其各自促进潜在药物-靶标相互作用的能力密切相关。闭环方法可用于最小化采用特定分子构象的熵成本，通常会导致目标参与度提高；开环类似物可以为侧基提供更大的灵活性，使其能够更有利地适应多种靶蛋白的结合口袋。

3°骨架跃迁：拟肽和伪肽，如图 5.4（c）所示。3°（三级）骨架跃迁是通过引入氨基酸的替代品来修饰蛋白质或肽链。同时保持肽链的二级结构（如 α-螺旋和 β 折叠）及其与生物靶标二级结构相互作用的能力。3° 骨架跃迁的应用为肽治疗和发现提供了机会。

4°骨架跃迁：基于拓扑或形状的结构修饰，如图 5.4（d）所示。4°（四级）骨架跃迁包括对主要候选化合物的核心特征进行大的结构改革，其中结构基团被不同的基团取代，具有可比较的计算 3D 形状、静电特性和分子间结合能力。4°骨架跃迁在药物发现中的成功实施相对有限，可能是由于结构变化剧烈。这种方法通常需要计算机模拟的帮助。

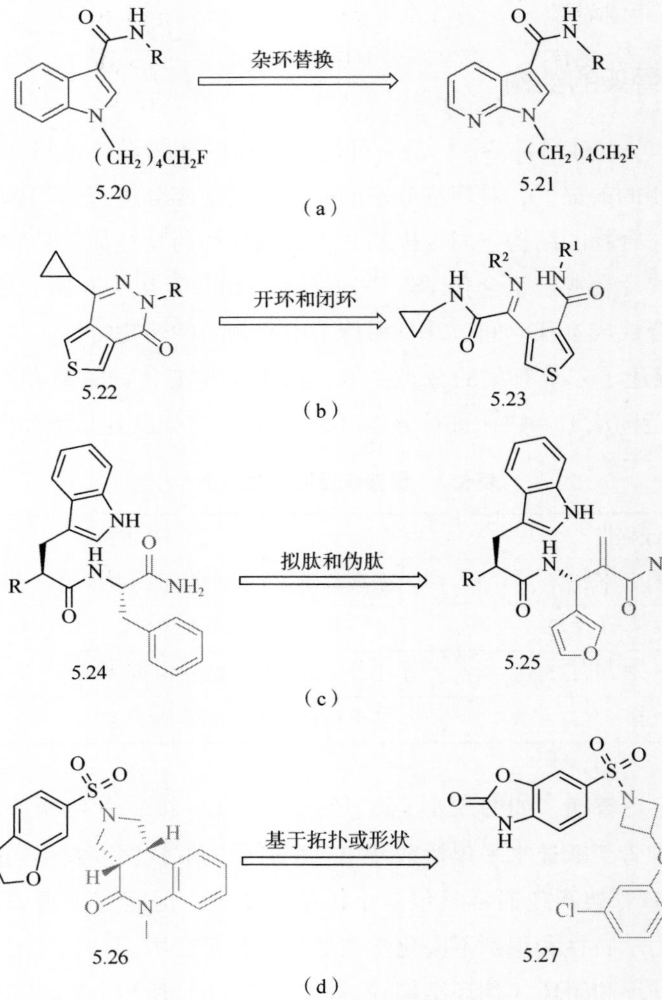

**图 5.4 骨架跃迁示例**

（a）1°骨架跃迁；（b）2°骨架跃迁；（c）3°骨架跃迁；（d）4°骨架跃迁

## 5.2.2 骨架跃迁的方法

### 1. 杂环替换

作为药物分子核心的杂环通常提供多个向量，投射到不同的方向，替换芳环中的碳、氮、氧和硫原子，同时保持外延的载体可以产生新的骨架。如果杂环直接参与与靶标蛋白的相互作用，就有可能获得更好的结合亲和力。

细胞间质上皮转换因子（cellular-mesenchymal epithelial transition factor，c-Met）是一种受体酪氨酸激酶。c-Met 的激活在细胞生存、细胞形态发生、增殖、胚胎发育和血管生成中起着关键作用，已成为开发抗癌疗法的有希望的靶点之一。卡博赞替尼（5.28）是2016 年 FDA 批准的用于甲状腺髓样癌和肾癌的多酪氨酸激酶抑制剂，对人类肺癌细胞株（A549 和 H1299 细胞）增殖的 $IC_{50}$ 值分别为 37.3 $\mu mol/L$ 和 16.1 $\mu mol/L$，其母体分子中的苯环被吡啶环替代后，新化合物（5.29）对肺癌细胞株增殖的 $IC_{50}$ 值分别为 12.4 $\mu mol/L$ 和8.9 $\mu mol/L$，可以看出新化合物（5.29）对肺癌细胞株具有比卡博赞替尼更强的抗增殖活性。

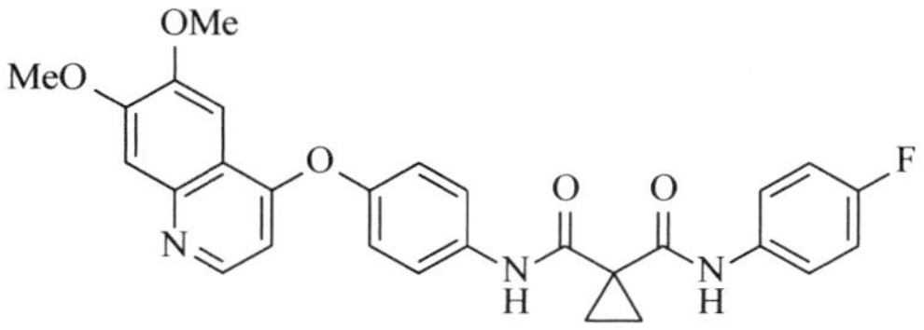

5.28 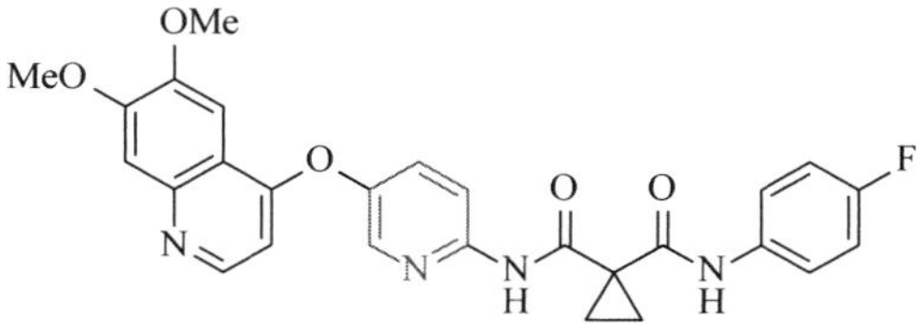　　　　　　　　　　　5.29

**2. 开环和闭环**

大多数类药物分子至少含有一个环系统，因此开环和闭环是创造新型骨架的两个直接策略。因为分子的灵活性不仅对结合自由能的熵成分有很大贡献，而且对膜的渗透和吸收也有很大贡献，所以开环和闭环是改善分子类药性的有用策略。开环和闭环通过控制可自由旋转键的总数来操纵分子的灵活性。

吲哚化合物是一类含有吲哚环结构的化合物，具有广泛的生物活性和药理作用，其中一些化合物也被用于制备前列腺素 EP1 受体拮抗剂。葛兰素-史克由于对吲哚化合物邻烷氧基和双芳基 NH（5.30）之间潜在的分子内氢键感到好奇，合成了一系列吲哚化合物，并将其作为前列腺素 EP1 受体（EP1 receptor）拮抗剂，在化合物（5.30）的基础上，设计闭环策略，成功地将分子锁定为生物活性构象（5.31），在结合和功能性 EP1 受体拮抗剂实验中显示亚纳摩尔级的活性。

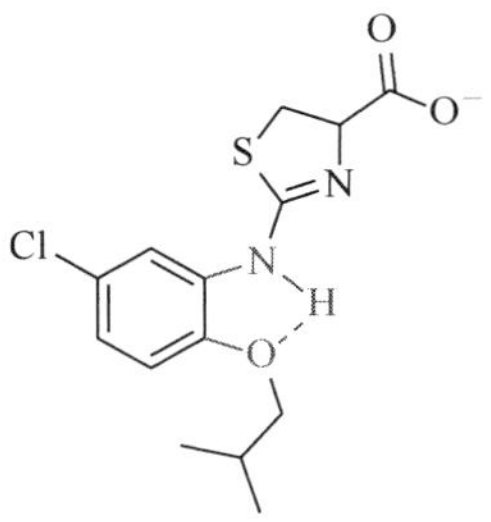

5.30 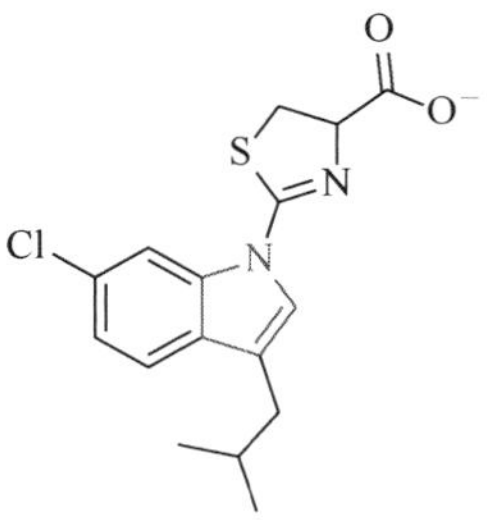　　　　　　　　　　　5.31

虽然对化合物骨架改造的闭环策略对先导化合物与靶蛋白结合自由能有积极的影响，但是它对溶解度和其他 ADMET（吸收、分布、代谢、排泄、毒性）特性产生了潜在的负面影响。PD166285（5.32）是一种 6-芳基取代的嘧啶并吡啶酮，是一种广谱的酪氨酸激酶抑制剂。当试图以 PD166285 为模板设计新型酪氨酸激酶抑制剂时，Furet 等打开了嘧啶环，将嘧啶环第 1 位的氮原子移到第 5 位，通过分子内氢键与相邻的尿素形成一个假的六元环（5.33）。嘧啶基尿素中的尿素由于没有采用低能量的延伸构象，因此对其进行了从头计算和数据挖掘，以确认伪环构象是有利的，实验结果进一步支持了伪环设计的概念。嘧啶基尿素化合物（5.33）对几种酪氨酸激酶，如 c-Src、EGFR 和 c-Abl 均表现亚微摩尔级的抑制作用。

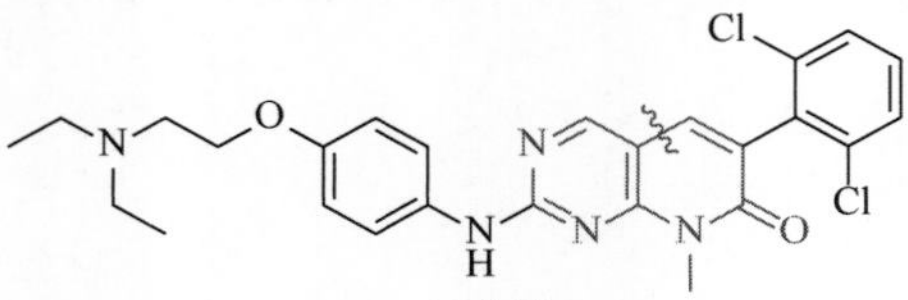

5.32 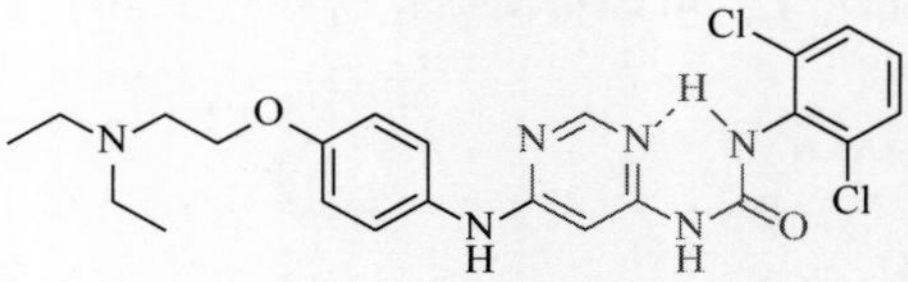　　　　　　　　　　　　5.33

在一种新型抗血管生成剂的研究中，诺华开发了一种双重抑制剂 PTK787/ZK222584，该化合物通过抑制两种血管内皮生长因子受体（KDR 和 Flt-1）来抑制新血管的生成。其中，酞嗪环是该化合物（5.34）结构中的一个环状结构，可能对药物分子的亲水性或亲脂性以及药物与受体之间的相互作用产生影响。此外，化合物（5.35）通过分子内氢键形成一个六元伪环，开环后该化合物对活性和选择性的影响很小。类似于 PTK787/ZK222584，该化合物的近似物莫替沙尼/AMG 706（5.36）已经成功进入临床试验阶段。

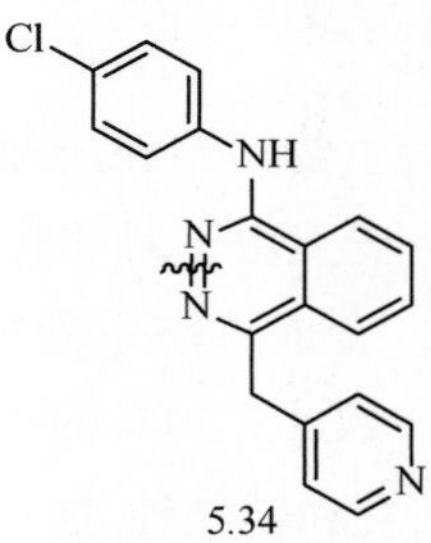

5.34 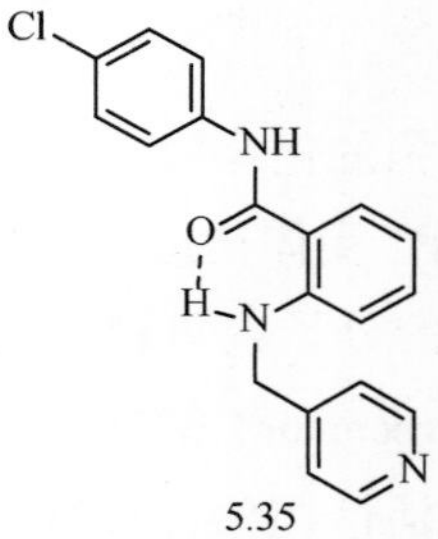　　　　　　　　　　5.35 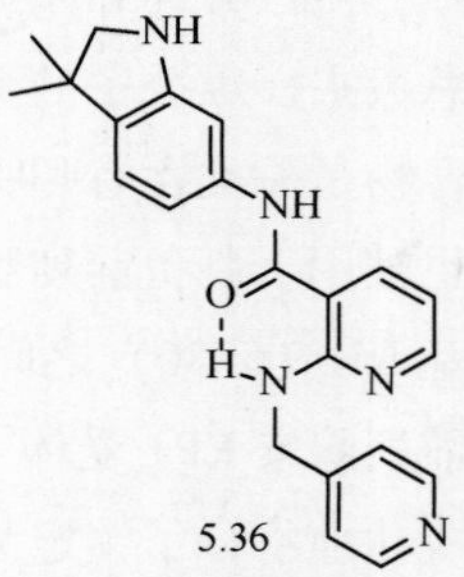　　　　　　　　　　5.36

开环和闭环可以同时作用于同一个分子，其可能导致环的移动或迁移。有丝分裂原活化蛋白（MAP）激酶 2（MK2）在肿瘤坏死因子 a（TNF-a）的信号传递和合成中具有关键作用，强效和选择性的 MK2 抑制剂有可能被开发成抗癌药物。Velcicky 的研究小组在保持连接的酰胺基的同时，打开了化合物（5.37）母体吡咯并嘧啶酮结构的嘧啶环，然后交换了五元环和六元环，从而发现新的 MK2 抑制剂。产生的化合物（5.38）的效力是母体化合物的 1/4，但通过将酰胺基团重新连接到苯环上以减少酰胺的灵活性，使亲和力提高了 25 倍，最终的二氢异喹啉酮化合物（5.39）对 MK2 显示出 84 nmol/L 的效力。虽然原始化合物和最终化合物之间存在明显的结构差异，但两个骨架都能很好地重叠（见图 5.5）。

上面的两个例子表明，开环不仅可以用于从模板中产生新的化合物，还可以用于改善药物特性，如提高药物的亲和力。

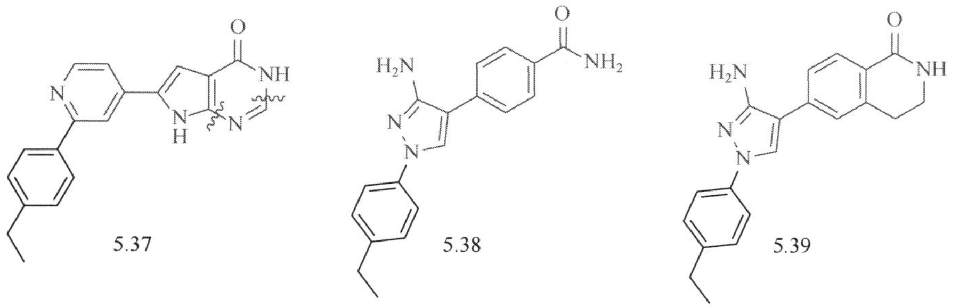

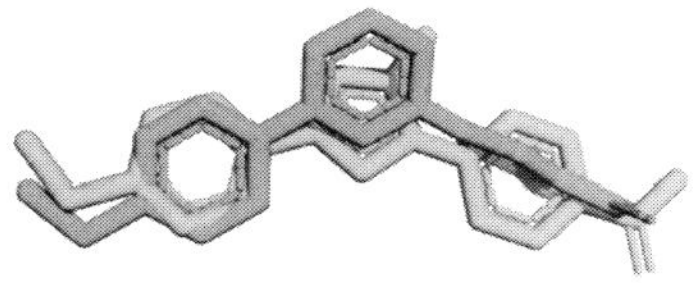

图 5.5 MK2 抑制剂的结构（绿色表示 5.37 和青色表示 5.38）（附彩图）

### 3. 基于拓扑或形状的骨架跃迁

成功的基于拓扑或形状的骨架跃迁案例并不多，这可能是因为当新的化学类型与其模板有明显不同之处时，科学家会认为这个过程只是虚拟筛选，而不是骨架跃迁。尽管如此，骨架跃迁仍然可以通过虚拟筛选技术实现，下面的例子就展示了这种情况。值得注意的是，骨架跃迁通常侧重于发现新的核心结构，而忽略了其侧链和靶标之间的潜在冲突，而虚拟筛选则将整个分子作为研究对象，以期发现最佳化合物。

5-脂氧合酶（5-lipoxygenase，5-LOX）是一种重要的酶，它催化花生四烯酸（arachidonic acid，AA）转化为白三烯（leukotrienes，LTs），参与机体的炎症反应、免疫调节、血小板聚集等生理和病理过程。5-LOX 抑制剂是一类常用的抗炎药物，常用于治疗哮喘、关节炎、肾炎等炎症性疾病。用从 43 种已知的 5-LOX 抑制剂中得到的拓扑学药理模型进行了骨架跃迁方法。早期的筛选项目确定了许多具有氧化还原活性的化合物，如去氢愈创木酚、香豆素或黄酮类化合物（如条叶蓟素）为 5-LOX 抑制剂。

Deidda 等发现，一种 1,5-二芳基吡咯衍生物 BM212（5.40），对耐多药的结核分枝杆菌临床分离物和寄生在巨噬细胞内的结核分枝杆菌有很好的活性（MIC 为 0.7 ~ 1.5 μg/mL）。然而，5.40 生物利用度低，且有严重的毒性。为了寻求具有更好的药代动力学和毒性特征的 5.40 新衍生物，优化策略集中在修改 1,5-二苯基取代物和吡咯环 3 位的侧链，合成了几个 5.40 类似物，如化合物 5.41 ~ 5.44，它们都有较强的 HEPG2（人类肝细胞癌细胞系）毒性。为了进一步提高 5.40 的安全性和有效性，并通过探索 5.40 的化学空间的多样性来开发有效的抗结核药物，采用骨架跃迁的方法，以寻求 5.40 的中心吡咯环的替代品。采用 5.40 作为先导分子，根据形状或体积特征确定了与 5.40 相似的咪唑类、苯并咪唑类和咪唑并吡啶类，采用骨架跃迁法，设计并合成了一个由 20 个分子组成的小库，这些分子属于三个结构不同的杂环，即 2,3-二取代的苯并咪唑、1,2,4-三取代的咪唑和 2,3-二取代的咪唑并吡啶。对这些分子进行了针对结核分枝杆菌的筛选，2,3-二取代的苯并咪唑是最活跃的抗结核剂；该系列中最有效的分子（5.45）的 MIC 为 2.3 μg/mL。令人欣慰的是，在这项工作中发现的 5.45 与 5.40 一样有效，但它比 5.40 更有优势，因为它在 VERO（非洲绿猴肾细胞系）以及 HEPG2 细胞系中不显示毒性，也不被大鼠肝脏微粒体所代谢，抗菌和抗真菌活性显示 5.45 对结核分枝杆菌具有选择性。

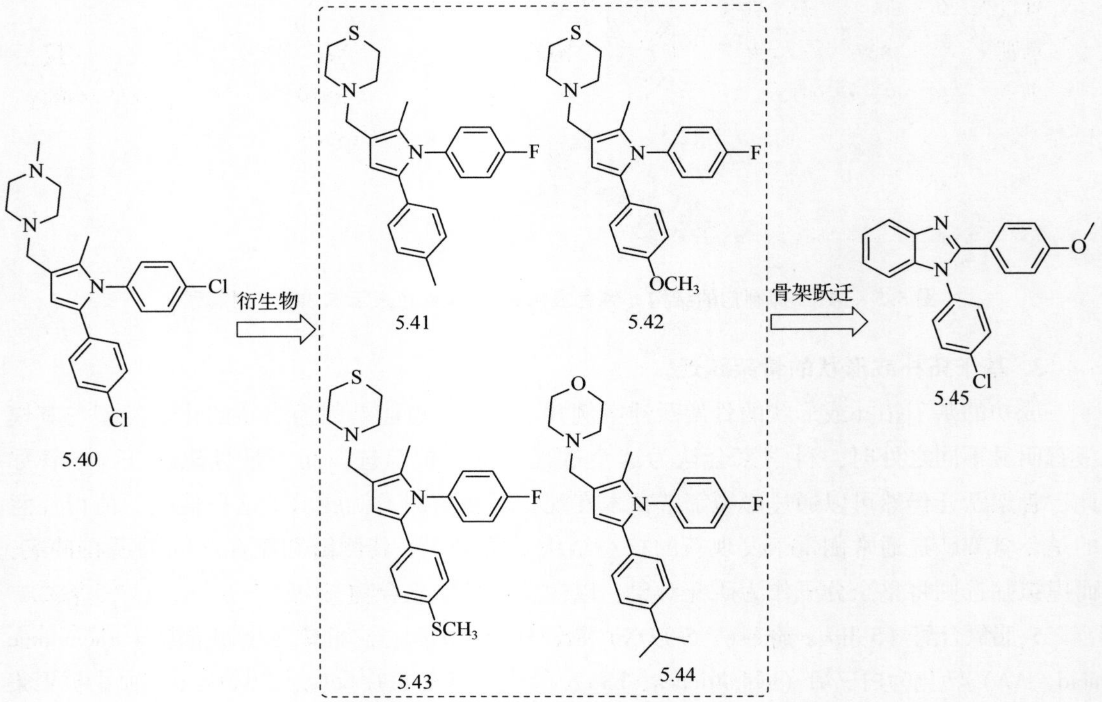

## 5.3　药物修饰的原则

虽然药物的修饰有多种可能性，但药物的设计合成应该遵循以下原则，以减少研究时间和制造成本。

原则一：最少修饰。优先设计仅有微小变化的类似物以获取高活性化合物。微小变化可以通过简单反应来实现，如还原、羟基化、甲基化、乙酰化、外消旋体的拆分、同系物变化、取代基的变化、生物电子等排体变化。

原则二：生物学逻辑。利用已知的结构-活性关系、结构-性质关系、结构-毒性关系等来指导结构修饰。

原则三：结构逻辑。结合计算机辅助设计进行结构的变化和衍生，理性选择较优结构。

原则四：正确选择取代基。根据构效关系需要选择不同电性、疏水性、立体性的取代基，以提高活性。

原则五：易合成。合成路线最简单，易操作，无高温高压条件，原料便宜，且易大量购买。理想的反应路线中应无须剧毒试剂或者重金属试剂，试剂也不要产生致畸中间体，以避免潜在的残留。

原则六：去除手性中心。不必要的手性的存在不仅提高了合成和纯化的成本，还增加了手性异构体药理和毒理的测试成本，如果有作用相同或更高活性的药物，但分子内不存在不对称中心或面，相应的研究工作量会降至原来的 1/3。

原则七：药理学逻辑。药理学中的经典构效关系经常被打破，如红霉素的 3 位克拉定糖并非不可修饰的药效团，去除克拉定糖后产生了酮内酯；喹诺酮的骨架也并非唯一的拓扑酶抑制剂骨架。这些经典构效关系被打破，大大拓展了结构的改造空间。

## 5.4　思政课程：药物结构优化思想的提出

分子修饰是对已知和先前表征的先导化合物的化学改变，目的是增强其作为药物的有用性，包括增强其对特定身体靶位点的特异性，增加其效力；提高其吸收速度和程度，以利用其在体内的时间过程；降低其毒性，改变其物理或化学性质（如溶解度）以提供所需的特征。以天然药物为例，天然药物具有多样性和复杂性结构，是良好的先导化合物，但未必能满足成药性要求，因此需要进行结构修饰和优化。

长春碱（vinblastine，5.46）是一种重要的抗癌药物，其结构由长春质碱（catharanthine）和文多灵（vindoline）构成。长春碱最初是从夹竹桃科植物长春花中提取的生物碱。长春碱毒性较大，如产生神经毒性、骨髓抑制等，治疗效果不理想，限制了其在临床上的应用。长春碱有一个天然类似物，即长春新碱（vincristine），它也是上市药物，与长春碱结构上的区别是长春碱的 N-1 位的甲基变成了甲酰基。

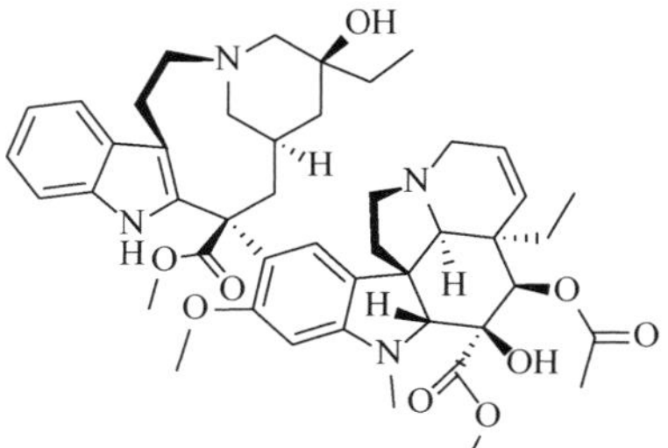

5.46

随着科学技术的不断进步，科学家开始深入研究长春碱的结构和药理学特性。通过研究长春碱的结构，他们发现该药物由若干环结构组成，其中一个环结构被认为是长春碱的活性部位。由于长春碱的提取难度大，他们开始尝试合成长春碱。通过不断地优化合成方法，他们成功地半合成了长春碱衍生物，以提高其安全性和疗效。例如，长春地辛是长春碱结构的 3 位变成甲酰胺，4 位脱去乙酰基变成裸露的羟基。利用偶联前体化合物长春质碱和文多灵等新方法，他们最终合成了与天然的长春碱九元环结构不同的长春碱八元环化合物，即同时脱去一个水分子的去甲长春花碱——长春瑞滨（5.47）。

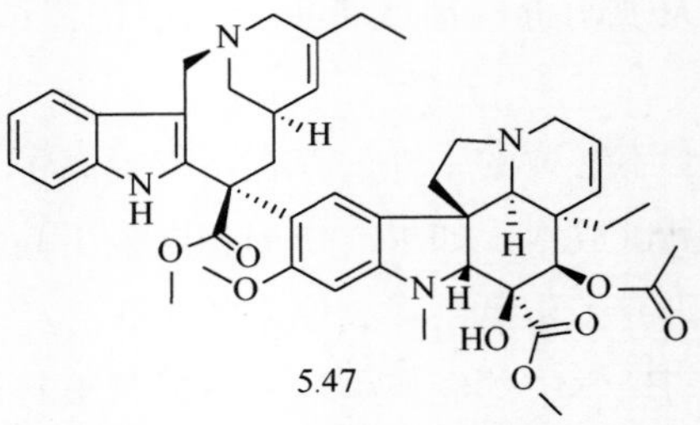

5.47

长春瑞滨可以用于治疗多种癌症，如乳腺癌、卵巢癌、非小细胞肺癌、胃癌等。长春瑞滨与长春碱相比，具有以下优点。

（1）作用更强：长春瑞滨的作用比长春碱更强，可以更有效地杀死癌细胞。

（2）毒副作用更小：长春瑞滨相比长春碱，其毒副作用明显降低，使其更适合长期应用。

（3）稳定性更高：长春瑞滨相对长春碱更稳定，更容易保存和运输。

长春瑞滨已经成为临床上常用的抗癌药物之一，可以单独应用，也可以与其他药物联合使用，以提高治疗效果。但是，长春瑞滨仍然存在一些副作用，如骨髓抑制、肝毒性、神经毒性等，需要在临床使用中注意剂量控制和监测。

总之，长春碱的结构优化经历了长时间的研究和探索，通过不断研究和优化，科学家们成功合成了许多新型长春碱衍生物，这些衍生物具有更好的药效和更小的毒性，为癌症治疗提供了新的选择。

## 思考题

1. 药物与靶标的相互作用力包括哪些？其中哪些作用力较强？

2. 有时基于酶水平和细胞水平的生物活性测试结果不一致，甚至会发生反转，化合物的什么性质会导致测试结果反转？

3. 药物修饰需要遵循哪些原则？为什么？

# 第 6 章
# 类药性及其预测

类药性指的是能顺利通过临床 I 期试验的化合物所应具有的 ADMET［absorption（吸收）、distribution（分布）、metabolism（代谢）、excretion（排泄）、toxicity（毒性）］性质。在药物研发过程中，测定活性是确认化合物作为先导化合物的直接指标，而许多特性在先导化合物的优化过程中无法测量。对于药物研发科学家来说，全面理解药物分子的特性（吸收、分布、代谢、排泄和毒性）是研发新药的关键。为了降低研发风险，类药性被更多用于评估化合物可能存在的导致失败的特性。

## 6.1 类药性

类药性指化合物与已知药物的相似性。具有类药性的化合物并不是药物，但是有成为药物的可能，这一类化合物称为类药性分子或药物类似物分子。类药性是一个模糊的概念，在药物研发中，类药性研究基于先导化合物，可以说类药性分子是高质量的先导化合物。

对于类药性，不得不提一下广为流传的 Lipinski 规则，即类药性五规则（RO5）：①氢键供体（OH 和 NH 基团的总和）数目<5；②氢键受体（N 和 O 的总和）数目<10；③分子量（MW）<500；④脂水分配系数 lg $P$<5；⑤可旋转键的数量不超过 10 个。如果一个化合物违背 RO5 中的两个及以上的规则，该化合物成为口服药物的可能性较低。这里的五规则是指这套规则中每个参数都是 5 的倍数，而不是指 5 条规则。RO5 被广泛用于对化合物库的初筛，以期去除那些不适合成为药物的分子，缩小筛选的范围，降低药物研发成本，是目前应用最广泛的类药性评价指标。类药性在合成和测试物质之前，它是从分子结构估计的。人们对药代动力学性质和生物利用度相关的理化性质进行了大量研究，并以这些性质作为类药性评价指标。本节主要介绍类药性分子的特性。

（1）血脑屏障。

血脑屏障（blood-brain barrier，BBB）由脑毛细血管内皮形成，从大脑中排除 100% 的大分子神经治疗药物和 98% 以上的小分子药物。将治疗剂输送到大脑特定区域的困难，是治疗大多数脑部疾病的重大挑战。在其神经保护作用中，血脑屏障的功能是阻碍许多潜在的重要诊断和治疗药物向大脑的输送，否则可能在诊断和治疗中，有效的治疗分子和抗体不能以足够的量穿过 BBB，以达到临床有效。用于通过 BBB 的其他方法可能需要使用内源性转运系统，包括载体介导的转运蛋白（如葡萄糖和氨基酸载体）、受体介导的胰岛素或转铁蛋白，以及阻断活性外排转运蛋白（如 p-糖蛋白）。一些研究表明，靶向 BBB 转运蛋白的载体，如转铁蛋白受体，已被发现仍然被包裹在毛细血管的大脑内皮细胞中，而不是通过 BBB 进入靶向区域。

（2）生物靶标的效力。

生物靶标的效力是指生物分子与其配体之间相互作用的强度或能力，通常通过测量结合亲和力或激活抑制力来评估。高效力的生物靶标与其配体的结合亲和力或激活抑制力非常强（$pIC_{50}$ 的高值），是候选药物的理想属性，因为它降低了在给定浓度下非特异性、脱靶药理学的风险。当与低清除率相关时，高效力还允许低剂量，从而降低特异性药物反应的风险。反之，如果生物靶标的效力较低，则需要更高的药物剂量才能达到疗效，这可能会导致药物毒副作用的增加。此外，低效力的生物靶标还可能导致药物的特异性较差，从而影响药物的选择性和疗效。因此，在药物研发和临床治疗中，评估生物靶标的效力是非常重要的。通过评估生物靶标的效力，可以更好地设计和优化药物，提高其治疗效果和安全性。生物靶标的效力评估可以通过生物学实验、分子模拟、计算机辅助设计等方法来实现。

（3）生物利用度。

生物利用度（bioavilabicity）是指给定剂量的药物经过口服、静脉注射等途径进入体内后，在体内发挥药物作用的比例。换句话说，生物利用度描述了药物经过吸收、分布、代谢和排泄等过程后，在体内可用的药物量。生物利用度是评估药物临床疗效的重要指标之一。对于口服给药的药物，药物在胃肠道吸收后需要经过肝脏的代谢和排泄，这个过程可能会降低药物生物利用度。因此，生物利用度受多种因素的影响，如药物的化学结构、溶解性、脂溶性、稳定性，以及肠道黏膜通透性、肝脏代谢酶活性等。药物生物利用度的高低直接影响药物的药效和治疗效果。

药物的生物利用度越高，药物在体内的有效浓度越高，治疗效果也越好。例如，某种药物的口服生物利用度为 60%，那么每次口服给药 100 mg，实际在体内可用的药物量只有 60 mg。因此，如果想要提高药物的生物利用度，可以采取一些措施，如调整药物的化学结构、采用适当的给药途径、加工制剂等。总之，药物的生物利用度对于药物的疗效和临床应用有着重要影响，因此药物研发和临床治疗中需要对药物的生物利用度进行评估和优化。

（4）半衰期。

半衰期（half-life）是指药物在体内浓度下降 50% 所需要的时间。半衰期是评估药物代谢和排泄的重要指标之一，可以用来确定药物的用药频率和剂量。药物的半衰期与药物的代谢、分布和排泄等过程密切相关。药物在体内代谢后，其血浆浓度逐渐降低，直到达到平衡状态。半衰期可以描述药物在体内代谢和排泄的速度。半衰期越短，说明药物在体内被代谢和排泄的速度越快，血浆中的药物浓度下降得也越快，因此需要更频繁地给药以维持药物疗效。相反，半衰期越长，药物在体内代谢和排泄的速度越慢，药物的持续时间也越长，需要更少的给药次数。

药物的半衰期受多种因素影响，如药物的化学性质、药物在体内分布的组织类型、药物的代谢速度和排泄速度等。药物的半衰期可以通过药代动力学研究、临床试验等方法测定。药物的半衰期对于药物的疗效和不良反应都有一定的影响。对于需要频繁给药的药物，如抗生素和抗癫痫药物等，药物的半衰期需要尽可能短，以保证药物的有效浓度在治疗期间保持稳定；而对于需要长期服用的药物，如抗抑郁药物和降血压药物等，药物的半衰期可以尽可能长，减少患者的用药频率和药物剂量，提高患者的治疗依从性。

（5）代谢稳定性。

代谢稳定性是指在选择或设计具有良好药代动力学特性的药物时，化合物对生物转化的敏感性。药物在体内的代谢通常是通过肝脏中的代谢酶来完成的，这些酶可以将药物转化为代谢产物，使药物更容易被排泄。代谢稳定性是药物的重要属性之一，对于药物的疗效和安全性都具有重要意义。代谢稳定性对药物的生物利用度、半衰期和剂量等参数都有影响。药物的代谢稳定性受多种因素的影响，包括药物的结构、化学性质、在体内的分布和代谢酶的活性等。一些药物分子具有较高的代谢稳定性，可以在体内持续一段时间，从而降低药物剂量和给药次数。相反，一些药物分子具有较低的代谢稳定性，需要更频繁给药和更高剂量才能达到疗效，从而增加不良反应的发生。在药物研发和临床治疗中，评估药物的代谢稳定性是非常重要的。通过评估药物的代谢稳定性，可以更好地设计和优化药物，提高其治疗效果和安全性。药物的代谢稳定性评估可以通过体内和体外的实验方法来实现，如体外代谢实验、体内代谢实验和药代动力学等。

（6）溶解性。

溶解性指的是药物在生物体外或生物体内的溶解度。溶解度是药物在溶剂中溶解的程度，通常用药物在一定温度下最大稳定溶解度或在一定时间内溶解的百分比来表示。药物的溶解性是药物吸收、分布、代谢和排泄的重要因素之一。药物需要溶解在体液中才能被吸收到血液循环中，从而发挥作用。溶解度越高，药物在体内的生物利用度也越高；相反，溶解度低，则会限制药物的吸收和利用，甚至可能导致药物疗效不佳或毒副作用增加。

药物的溶解性受药物分子结构、晶型、形态，以及溶剂、温度、pH 值等多种因素的影响。药物分子结构中的化学键类型和位置、亲水性、分子量、立体构型等因素均会影响药物的溶解性；药物晶型也会影响药物的溶解性，不同晶型的药物在体内的生物利用度可能会有所不同；药物形态也是药物的溶解性的重要因素之一，如颗粒、胶囊、片剂等，其药物的溶解性可能会有所不同。药物的溶解性的评价通常需要进行药物溶解度测试，如热力学溶解度测定、体外溶解度测定、体内溶解度测定等。评价药物的溶解性可以为药物的研发、制剂、储存和临床应用提供重要参考，同时也是探究药物在体内吸收和分布机制的重要手段。

（7）血浆稳定性。

血浆是血液中含有药物的液体部分，药物在体内的分布、代谢、转运和排泄等过程都与血浆有关。因此，血浆稳定性在药物发现和开发中起着重要作用。药物在血浆中的稳定性受多种因素的影响，如药物分子的结构、水溶性、脂溶性和分子量，以及血浆中的蛋白结合率等。药物分子的结构和化学性质直接影响药物在血浆中的分布和稳定性。药物的水溶性和脂溶性会影响药物在血浆中的溶解度和分布。药物在血浆中的蛋白结合率也是影响药物血浆稳定性的一个重要因素。药物与蛋白结合后，药物的有效浓度降低，药物的代谢和排泄也受到影响。药物血浆稳定性对药物的药效、毒性和药代动力学等参数都有影响。药物在血浆中的稳定性越高，药物半衰期越长，药物生物利用度和药效也越高。同时，药物在血浆中的稳定性也影响着药物的安全性。一些药物在血浆中的稳定性太高，导致药物在体内滞留时间过长，增加了药物的毒性和不良反应的发生。

不稳定的化合物往往具有较高的水解速率和较短的半衰期，导致体内性能差。除了肝脏代谢外，化合物还将受到血浆中酶的降解和修饰，特别是水解酶和酯酶。某些类型的化合物对血浆酶可能不稳定。例如，含有酰胺基团的结构容易被酯酶和其他血浆酶水解。此外，血浆酶可以显著改变活性化合物的生物利用度，应在药物发现过程的早期阶段进行评估。因此，在药物研发和临床治疗中，评估药物的血浆稳定性也是非常重要的。通过评估药物的血浆稳定性，可以更好地设计和优化药物，提高其治疗效果和安全性。药物的血浆稳定性评估可以通过体外和体内的实验方法来实现，如体外稳定性实验、体内药代动力学和药物药效学等。

（8）血浆组织结合。

药物在血液中的存在形式有两种：游离态和结合态。药物血浆组织结合通常是指药物与血浆中的蛋白结合或药物在组织中的结合情况。药物与血浆蛋白结合是药物代谢和排泄的重要因素之一。血浆蛋白主要包括白蛋白、$\alpha$-酸性糖蛋白、脂蛋白等，它们分别主要和酸性化合物、碱性化合物和亲脂性化合物结合；前两者是特异性结合，但脂蛋白结合是非特异性结合。血浆蛋白结合会影响药物在体内的药效学和药代动力学。药物与血浆蛋白的结合率越高，游离态的药物浓度越低，从而影响药物的分布、代谢和排泄。

药物血浆组织结合的评价通常需要进行药物蛋白结合率、药物与细胞膜结合率等测试。对于一些具有高度血浆蛋白结合率或组织结合率的药物，需要进行个体化用药，根据患者的具体情况来确定药物的剂量和用药频率，以达到良好的治疗效果，减少毒副作用的发生。

（9）药代动力学。

药代动力学是研究药物在体内吸收、分布、代谢和排泄过程的学科，是药物研发和药物治疗的重要基础。药物的药代动力学过程包括以下几个方面。

①吸收（absorption）：药物在体内的吸收过程通常是指药物从给药部位进入血液循环的过程。吸收速度受药物性质、剂量、给药方式和药物与环境因素的影响。药物吸收的速度和程度决定了药物在体内的有效浓度和作用时间。

②分布（distribution）：药物在体内的分布通常是指药物在血液和组织之间的分布。药物分布的速度和程度取决于药物的脂溶性、药物在血浆中的结合率、毛细血管通透性等因素。药物分布的程度和速度对药物的药效学和毒副作用有重要影响。

③代谢（metabolism）：药物在体内的代谢通常是指药物在肝脏等器官中通过代谢酶的作用被分解和转化为其他代谢产物的过程。药物代谢的速度和程度受药物本身的性质、代谢酶的表达和活性，以及药物和其他因素的相互作用等因素的影响。药物代谢对药物的作用时间、药物的毒性和副作用有重要影响。

④排泄（excretion）：药物在体内的排泄通常是指药物在尿液、粪便、汗液、唾液和乳汁中的排泄。药物排泄的速度和程度受药物的性质、肾功能、药物和其他因素的相互作用等因素的影响。药物排泄对药物的作用时间和毒副作用有重要影响。

药代动力学过程是一个复杂的过程，药物在体内的吸收、分布、代谢和排泄受多种因素的影响，包括药物本身的性质、剂量、给药方式和环境因素等。了解药物的药代动力学过程对于药物的开发和临床应用具有重要意义。

（10）毒性（toxicity）。

毒性是指药物在治疗剂量下产生不良反应的能力。毒性可能是轻微的、可接受的，也可能是严重的，甚至致命的。药物毒性的发生原因可能是多种多样的，包括药物的化学结构、剂量、在体内的代谢和排泄等因素。药物毒性评价是药物研发过程中必不可少的一步，主要包括预临床和临床毒性评价。预临床毒性评价是通过体外和体内实验来评估药物的毒性，以确定药物在临床前的安全性；临床毒性评价是通过临床试验来评估药物的毒性，以确定药物在人体内的安全性。

药物毒性的监测和管理是确保患者用药安全的重要环节。医生应该了解药物的潜在毒性和可能的不良反应，并监测患者用药期间的药物效果和不良反应。患者在用药期间应该密切关注自身的身体状况和不适感觉，并及时向医生报告。此外，医生应该根据患者的情况，合理选择药物剂量和疗程，以减少药物毒性的风险。

类药性指数本质上是有限的工具，可以估计任何分子的类药性，但不评估药物达到的实际特异性效果（生物活性）。许多畅销药物具有使它们在各种类药性指数上得分较低的特征。此外，具有生化选择性的首过代谢可以破坏化合物的药理活性，尽管具有良好的类药性。

## 6.2 类药性预测

类药性预测往往运用在化合物库的建立中，通常采用的预测方法有：①排除法：基于一些分子特征会导致毒性和降低生物利用度等，这些特征可以定义为排除的依据。这些规则往往是依据以往的经验制定的，比较常用的有 Lipinski 规则。②模仿已知药物：利用已知药物结构中有利的特性对化合物进行预测。③预测性质：通过计算的方法预测某些性质，如溶解性、生物利用度、血脑屏障、代谢稳定性、毒性等，目前都有计算的方法来预测。

对分子的 ADMET 特性进行实验评估既昂贵又费时。但是，当前网络技术已被开发为替代方法，多种方法可以集成到 Web 服务器中，准确、可靠地预测分子的类药性。类药性计算预测工具是一种计算机辅助工具，可以帮助药物研发人员预测一个化合物的类药性。这种工具可以根据一个化合物的化学结构和物理性质等信息，对其进行分类，并预测其可能的药理作用和生物活性。类药性计算预测工具通常基于大量的化合物数据集和机器学习算法，这些算法可以通过对数据集中的化合物进行分析和分类，来确定不同化合物的类药性。此外，这些工具还可以结合药代动力学、毒性评估等多个方面的信息，进一步优化类药性预测结果。本节中列出了 5 个可以帮助研究人员预测 ADMET 和分子类药性的 Web 服务器。

（1）admetSAR。

它是一个开源的、文本和结构可搜索的、不断更新的数据库，它收集、管理已出版文献中可用的 ADMET 相关属性数据。在 admetSAR 中，从大量不同的文献中精心整理了超过 210 000 个 ADMET 注释的数据点，涉及 45 种 ADMET 相关性质、蛋白质、物种或生物体的超过 96 000 个独特化合物。该数据库提供了一个用户友好界面，可以使用化合物的 CAS 登记号、通用名称或结构相似性来查询特定的化学概要文件。此外，该数据库包括 22 个定性分类模型和 5 个定量回归模型，具有较高的预测精度，可以估计新化学品的生态/哺乳动物 ADMET 特性。

（2）SwissADME。

要想成为有效药物，其有效分子必须以足够的浓度到达它在体内的目标，并在那里以生物活性形式停留足够长的时间，以使预期的生物事件发生。药物开发在发现过程中越来越早地涉及吸收、分布、代谢和排泄（ADME）的评估，在这个阶段考虑的化合物数量众多，但获得物理样品的途径有限。在这种情况下，计算机模型是替代实验的有效选择。在这里，介绍一种 SwissADME 网络工具，该工具可以免费访问理化性质、药代动力学、类药性和药物化学友好性的预测模型池，其中包括网站自己研发的预测方法，如煮蛋式表示法、预测 lg $P$ 和生物利用度雷达表示法。通过网站的用户友好界面，化学信息学或计算化学方面的专家和非专业人士都可以快速预测分子集合的关键参数。SwissADME 网页在线预测药物 ADME 性质界面如图 6.1 所示。

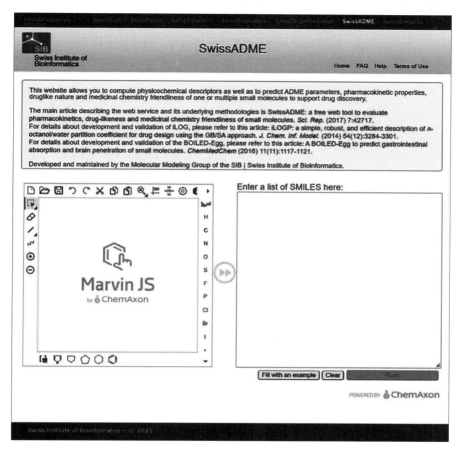

**图 6.1　SwissADME 网页在线预测药物 ADME 性质界面**

（3）ProTox-Ⅱ。

它整合了分子相似性、药效团、片段倾向和机器学习模型来预测各种毒性终点，如急性毒性、肝毒性、细胞毒性、致癌性、致突变性、免疫毒性、不良后果途径（Tox21）和毒性靶点。预测模型建立在体外实验（如 Tox21 实验、Ames 细菌突变实验、HEPG2 细胞毒性实验、免疫毒性实验）和体内病例（如致癌性、肝毒性）的数据基础上，已在独立的外部机组上进行了验证，并显示良好的性能。ProTox-Ⅱ 为毒理学家、监管机构、计算和药物化学家以及所有未登录其网站的用户提供免费的硅毒性预测网络服务器。Web 服务器以一个二维的化学结构作为输入，报告 33 个具有可信度模型的化学物质的可能毒性概况，一个总体毒性雷达图表示法，以及三个已知的最相似的具有急性毒性的化合物。ProTox-Ⅱ 网页在线预测药物毒性界面如图 6.2 所示。

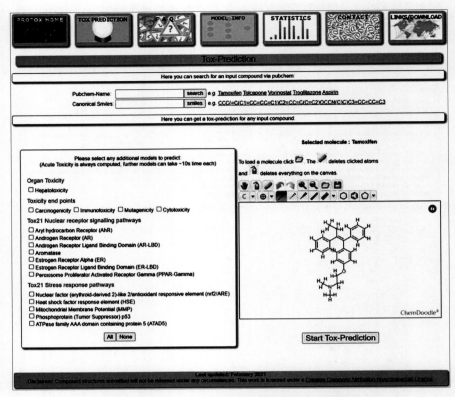

**图6.2  ProTox-Ⅱ网页在线预测药物毒性界面**

（4）DrugMint。

由于二元指纹图谱可以用于鉴别已批准药物和实验药物，具有较高的准确性。借助免费的 PaDEL 软件，使用 1 347 种已批准药物和 3 206 种实验药物，计算分子指纹/分子描述符，开发了一个用于预测、设计和筛选新型类药物分子的网络服务器。DrugMint 网页在线预测药物毒性界面如图 6.3 所示。

（5）ADMETLab。

该平台基于一个综合收集的 ADMET 数据库，包含 288 967 个条目，用于系统地评价化学品的 ADMET。平台有 4 个功能模块，用户可以方便地进行 6 种类药性分析（5 条规则，1 个预测模型），31 个 ADMET 终点预测参数（3 个基本属性参数，6 个吸收参数，3 个分布参数，10 个代谢参数，2 个排泄参数，7 个毒性参数），系统评价和数据库/相似性搜索。通过早期类药性评价、快速 ADMET 虚拟筛选或化学结构筛选和优先排序，该网络平台有望促进药物发现过程。ADMETLab Web 平台是基于 Python 中的 Django 框架设计的，可以在其网站上免费访问。ADMETLab 网页在线预测药物 ADMET 性质界面如图 6.4 所示。

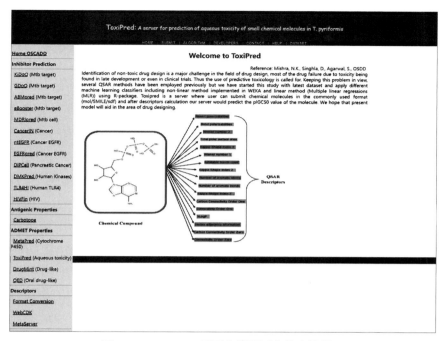

图 6.3　DrugMint 网页在线预测药物毒性界面

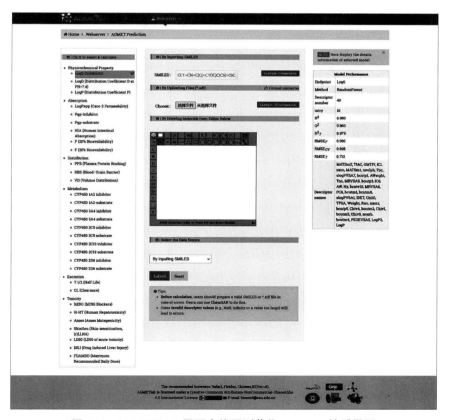

图 6.4　ADMETLab 网页在线预测药物 ADMET 性质界面

## 思考题

1. 类药性预测对于新药研发有什么意义？
2. 简述化合物溶解性的原理。
3. 影响化合物肠道溶解性的生理因素有哪些？
4. 药物主要在哪里被吸收？
5. 如果建立预测药物渗透模型，哪些描述符应该被重点考虑？为什么？
6. 如何进一步改善溶解性、渗透性和毒性的预测？

# 第7章
# 结构改造优化类药性

一个药物是否能取得成功，不仅取决于是否具有靶标蛋白的生物活性，同时极大受制于其类药性的优劣程度。类药性指的是能顺利通过临床Ⅰ期试验的化合物所应具有的 ADMET［absorption（吸收）、distribution（分布）、metabolism（代谢）、excretion（排泄）、toxicity（毒性）］性质。药物的这一过程被称作药物动力相，简称药动相。药物在药动相的行为会对药物生理活性产生重大影响，而且药物分子的理化性质会对药物在药动相的行为产生极大的影响。显然，药物化学家在结构修饰的工作中，不仅应该关注活性的提高，还应该同时关注类药性的改善。

Lipinski 对临床Ⅰ期通过的化合物结构参数进行了总结，成为药物设计领域著名的类药性五规则，即①氢键供体（OH 和 NH 基团的总和）数目<5；②氢键受体（N 和 O 的总和）数目<10；③分子量（MW）<500；④脂水分配系数 lg $P$<5；⑤可旋转键的数量不超过 10 个。此外，Veber 对大鼠口服生物利用度高的化合物结构参数也进行了总结，即自由旋转键>10 个，极性表面积>140 Å$^2$，氢键受体和供体数目总和>12 个的化合物口服生物利用度较低。这些 Lipinski 规则和 Veber 规则可以对化合物的类药性进行较好的快速预测。

如果类药性差强人意，导致生物利用度低，必然会增加给药频率或者给药量，或者在后续开发过程中耗费额外的时间和人力成本进行改善，而这些成本最终都会由患者来承担。对于重磅炸弹药物（年销售额高于 10 亿美元），如果上市第一年有数亿美元收入，每推迟一周上市，损失就高达数百万美元以上。

## 7.1　药物的理化性质

药物的理化性质是指药物在物理和化学上的特性，这些特性在药物研发过程中起着至关重要的作用，对药物的药效、毒性、稳定性、生物利用度等方面都有影响。物理性质是指药物溶解度、熔点、挥发性、吸湿和分化等；化学性质是指氧化、还原、分解等化学反应特征。药物的吸收、分布、代谢、排泄称为药代动力学性质，会对药物在体内作用部位的浓度产生直接影响。药代动力学性质主要由药物的理化性质决定，理化性质包括以下几个方面。

（1）熔点。

药物的熔点是指药物在一定压力下从固态转化为液态的温度，通常以摄氏度（℃）为单位表示。药物的熔点是药物的理化性质之一，它可以反映药物的分子结构和分子间相互作用。药物熔点越高，通常表明药物分子间力较强，药物分子结构更为紧密，分子间的相互作用更为密切，固态时的稳定性更高。在药物开发中，药物熔点预测（melting points，MPs）是非常重要的，它经常被用作估算化合物溶解度的参数之一。

（2）分子量。

药物的分子量通常用分子的相对质量（相对分子质量）来描述，相对分子质量是一个分子中所有原子相对原子质量的总和，通常以道尔顿（Da）或者无单位表示。药物分子量是药物的一个重要物理性质，它可以反映药物的分子大小、结构和稳定性，对药物的药效和药代动力学等方面有着重要影响。市场上绝大多数药物的分子量在 200～600 Da，特别是<500 Da 时，成药性较好。一般来说，药物分子量越小，药物分子在体内的吸收、分布、代谢和排泄就越容易，药物的药效也就越快越强；而药物分子量越大，药物分子在体内的代谢和排泄就越困难，药效也就越慢越弱。此外，药物的分子量还会影响药物在体内的蛋白结合、药物-受体结合等过程，从而影响药物的作用机理和药效表现。

（3）脂水分配系数（lg $P$）。

药物的脂水分配系数（partition coefficient）指的是药物在油和水这两种相互不溶的溶液中的分配情况。药物分子具有亲水性和亲脂性两个方面的特性，亲水性使药物溶于水中，而亲脂性则使药物溶于油中。一方面，由于药物在血液和细胞内液等水性介质中运输，因此它必须具有足够的亲水性；另一方面，过多的氢键供体或受体导致药物亲脂性弱，使药物无法穿透体内各种脂质膜。Yalkowsky 和 Banerjee 的溶解度方程显示，若溶解度上升 10 倍，需要化合物的 lg $P$ 下降 1 个单位或者熔点下降 100 ℃。

脂水分配系数是衡量药物亲脂性和亲水性的重要指标之一，它的值越大，表明药物越亲脂，越容易通过细胞膜进入细胞内部，但也可能导致药物在体内的分布受限，容易导致药物在肝脏等组织器官中积累，引起毒副作用。

（4）酸碱电离常数（p$K_a$）。

酸碱电离常数是指药物分子中酸性或碱性基团电离时所需的酸度或碱度值。p$K_a$ 值越小，表明药物的酸性基团越强，越容易在酸性环境下电离，而碱性基团则相反。p$K_a$ 值是药物分子中离子化程度的重要指标，它对药物的吸收、分布、代谢和排泄等过程有重要影响。市场上 95% 的药物都是可电离的酸或者可质子化的碱，化合物的电离与未电离的比例由 p$K_a$ 和 pH 的差值决定。离子态的化合物拥有较高的水溶性和较低的跨膜能力。因此，酸碱类药物的水溶性和跨膜能力不仅由 lg $P$ 决定，而且由 p$K_a$ 和体内酸碱环境决定。

## 7.2　基于类药性结构优化

### 7.2.1　药物在体内面对的屏障问题

口服给药是最常见的给药方式，口服药物经过的胃肠道是梯度酸碱通道。在禁食情况下，胃的 pH 值是 1.4~2.1，十二指肠和空肠的 pH 值是 4.4~6.6，回肠的 pH 值则是6.8~8.0。因此，可电离化合物的离子化与中性分子的比例在人体内不同部位，比例会发生变化。离子化比例上升提高溶解度，但是会降低透膜能力；反之，中性分子透膜能力较好，但是溶解度较离子化的降低。

酸性药物在胃中酸性条件下，由以下公式可知，随着 pH 值降低，中性分子比例上升，而阴离子的酸根浓度降低，因此胃中酸性药物基本呈中性分子存在，易透过胃黏膜而被吸收，因而胃是酸性药物的主要吸收部位；反之，碱性药物随着 pH 值降低，中性分子比例下降，阳离子的铵盐浓度上升，因此碱性药物在胃中基本是离子状态，难以透过胃黏膜被吸收，而其在小肠中多数以中性分子存在，因而小肠是碱性药物的主要吸收部位。由于小肠排空时间数倍于胃排空时间，因此小肠中可以为碱性药物提供较长的吸收时间窗口。是否能较好被吸收，是药物具有类药性的重要指标之一。此外，鉴于相同的原因，酸性药物在小肠中、碱性药物在胃中都由于离子态比例较高，从而具有较高的水溶性。不溶解的颗粒显然具有较小的总表面积，其会减慢溶解速度，降低体内药物浓度，也会影响药物的吸收和分布。

$$\frac{[\text{HA}]}{[\text{A}^-]} = 10^{pK_a - \text{pH}}$$

$$\frac{[\text{HB}^+]}{[\text{B}]} = 10^{pK_a - \text{pH}}$$

胃中的强酸、小肠和肝中的代谢酶、血液和肠中的水解酶都会使具有不稳定结构的化合物降解，如酯、酰胺、氨基甲酸酯、内酯、内酰胺、磺酰胺都可能被酶水解。因此，化合物的酸稳定性、代谢稳定性、血浆稳定性等也是决定化合物到达靶标前所能剩余量的因素。

血浆蛋白与某些小分子易结合，而形成的复合物将难以透过各种膜，随着游离分子透膜后浓度减少，原先复合物释放新的游离分子，这种结合-解离过程将延缓吸收和分布的速度，显著改变药代动力学性质。

神经系统类药物是一类主要的研发类别，如 2015 年到 2020 年 6 月美国 FDA 批准的245 种药物中，有 12% 属于该类别，仅次于癌症（29%）和抗感染类（14%）药物。人体内固有的屏障即血脑屏障是所有作用于中枢神经系统的药物所必须穿过的屏障。它的细胞排列紧密，导致药物难以扩散进入大脑，同时膜上还有一些外排泵把药物分子泵出脑区外，这导致能进入脑区的药物量大为减少。

肝脏是最大的代谢器官，细胞色素 P450 酶系（cytochrome P450 enzyme system，CYP）是一组由铁原卟啉偶联单加酶（heme-coupled monooxygenase）的总称，主要进行氧化反应。其中 CYP3A 和 CYP2D6 是目前市场上最主要的代谢酶，它们只占 CYP 这个大家族的 28% 和 2%，却分别负责代谢 50% 和 30% 的上市药物。因此，药物分子如果抑制该代谢酶的活性，可能会导致其他被该代谢酶代谢的药物积蓄到一个毒性剂量水平，从而产生药物-药物相互作用（drug-drug interaction，DDI）。

一些药物会阻断心脏细胞钾离子外流复极化的相关重要离子通道 hERG（human-ether-a-go-go related gene），进而有可能产生尖端扭转型室性心动过速（torsades de pointe，TdP）心律失常，引起猝死。

## 7.2.2 结构改造提高水溶性

当下，化合物在酶水平进行体外活性筛选，基本上是用二甲亚砜（DMSO）作为助溶剂，这使化合物的溶解度问题被掩盖；同时，疏水性较高的化合物还有益于提高化合物与靶标之间的疏水作用，无形之中这两个作用累加导致结构修饰更易产生一些低溶解度化合物，如果药物化学家初期忽略溶解性的改善，最终化合物的溶解度将成为一个大问题。

化合物的溶解度主要由化合物的脂水分配系数（$\lg P$）、电离常数（$pK_a$）、极性、氢键供体受体数目、极性表面积（PSA）、分子量、熔点等决定。其中，增加电离常数（$pK_a$）、极性、氢键供体受体数目、极性表面积（PSA），有利于提高溶解度；增加脂水分配系数（$\lg P$）、分子量、熔点，不利于提高溶解度。

喜树碱（7.1）是一种吡咯喹啉细胞毒性生物碱，是除紫杉醇之外研究最多的天然抗肿瘤药物之一，其主要来源于我国特有的珙桐科植物喜树（camptotheca acuminate decne）。喜树碱水溶性差，如果将内酯环开环做成钠盐，将大大降低活性；在苯环上引入侧链叔氨基得到拓扑替康（7.2），可以提高水溶性。

## 7.1            7.2

化合物结构中引入羟基或氨基等氢键供体，也能提高水溶性。如多烯大环内酯抗真菌药——制霉菌素（7.3）溶解度低，限制了临床应用，而将烯烃转化为羟基后（7.4、7.5），水溶性提高了数千倍。

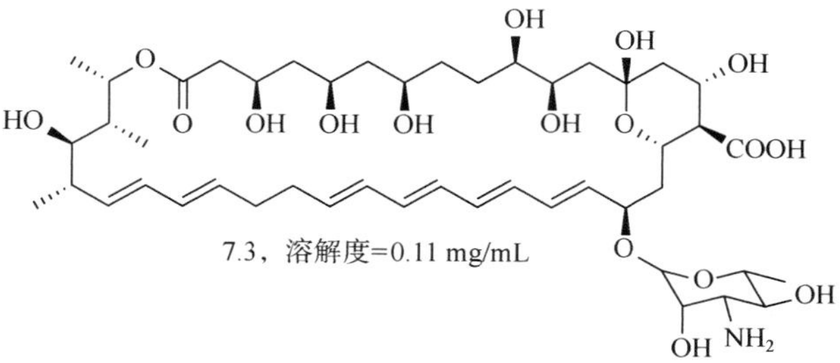

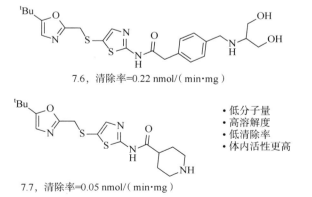

7.3，溶解度=0.11 mg/mL

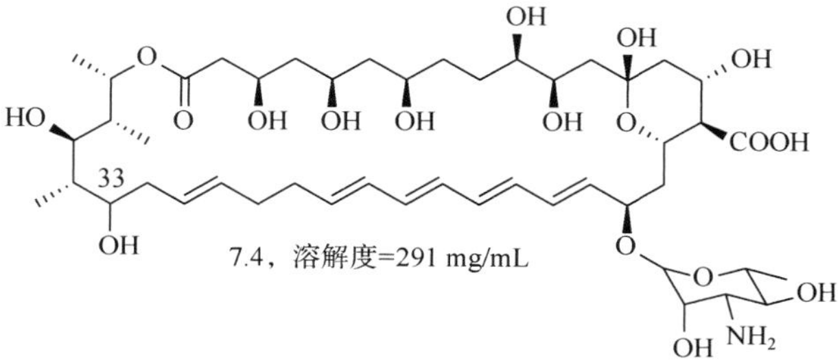

7.4，溶解度=291 mg/mL

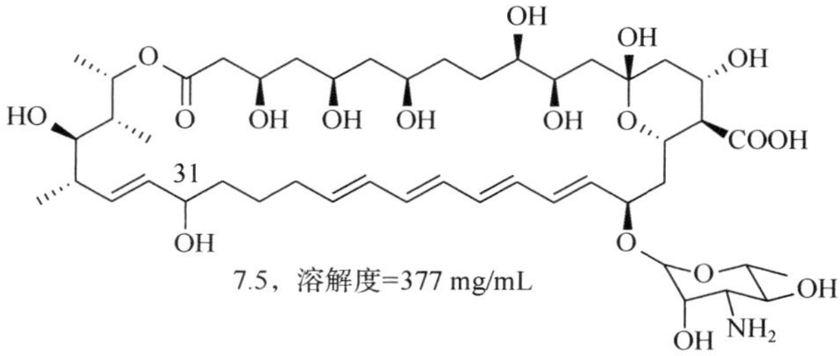

7.5，溶解度=377 mg/mL

　　化合物的分子量大意味着化合物的空间体积较大，这使化合物形成水分子包围的腔体较大，所需能量较高，因此难以被溶解。减少分子量不但可以降低亲脂性，同时更易被水分子包围形成相互作用。如 CDK2 抑制剂（7.6）的分子量降低后（7.7），提高了溶解度，也提高了体内活性。

7.6，清除率=0.22 nmol/（min·mg）

· 低分子量
· 高溶解度
· 低清除率
· 体内活性更高

7.7，清除率=0.05 nmol/（min·mg）

　　将化合物做成盐的形式，也可以大大提高水溶性。对于碱性化合物，常见的盐是盐酸盐（占比 48%），此外还有硫酸盐、氢溴酸盐、甲磺酸盐、马来酸盐、柠檬酸盐、酒石酸盐、磷酸盐、醋酸盐等。对于酸性化合物，常见的盐是钠盐（占比58%），此外还有钙盐、钾盐、镁盐、铵盐等。中性分子的溶解度由固有溶解度 $C_s$ 决定，盐的溶解度由溶度积常数 $K_{sp}$ 决定，而溶解后的中性分子和盐分子之间还存在一个电离平衡，由电离常数 $pK_a$ 决定。固体盐溶解的平衡如图 7.1 所示。

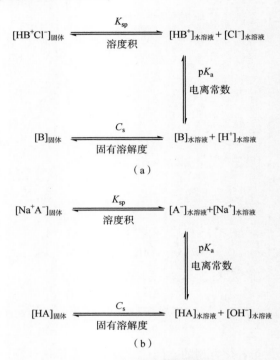

**图 7.1　固体盐溶解的平衡**
（a）碱性化合物的固体盐溶解的平衡；（b）酸性化合物的固体盐溶解的平衡

　　盐初始溶解时基本是固态盐，此时都由 $K_{sp}$ 决定，不受 pH 值影响；随着溶解产生更多溶液状态的盐分子，其溶解度根据化合物存在的主要形式将由 $pK_a$ 和 $C_s$ 以及所处环境的 pH 值共同决定。例如，酸性药物在胃中主要以中性分子存在，因此溶解度由固有溶解度 $C_s$ 决定；而碱主要是离子状态形式，则由三个平衡共同决定。

　　一个比较经典的化合物是抗 HIV 的蛋白酶抑制剂茚地那韦（7.8），虽然其有多个质子化中心，但其游离碱的固有溶解度 $C_s$ 很低。尽管正常人胃中的酸可以与其游离碱形成盐，但是 HIV 患者往往缺乏胃酸，无法有效成盐，因此临床上用的是其盐形式（硫酸乙醇盐）。

7.8

### 7.2.3　结构改造提高代谢稳定性

药物代谢是在代谢酶的作用下发生的结构生物转化，其主要发生在肝脏中，此外肠表皮也会发生代谢。其大多数情况下是通过氧化酶、还原酶、过氧化酶、水解酶等发生氧化、还原、羟基化、水解等反应，在药物分子中引入极性基团，或将分子中被隐蔽的极性基团恢复（该过程称Ⅰ相生物代谢），代谢分子或者原分子与极性化合物如硫酸、葡萄糖醛酸或氨基酸结合（该过程称Ⅱ相生物代谢），使之更易排泄。其中，Ⅰ相生物代谢以氧化反应最为常见，如表 7.1 所示。

**表 7.1　Ⅰ相生物代谢中常见的氧化反应**

| 基团 | 氧化后 |
|---|---|
| $R—CH_3$ | $R—CH_2OH$ |
| 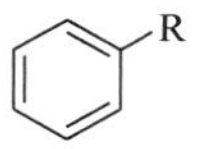 苯环—R | 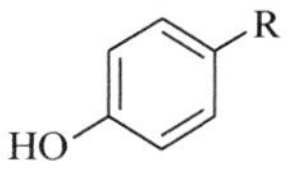 HO—苯环—R |
| 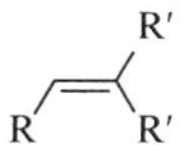 $R\text{、}R'$ 取代烯烃 $R'$ | 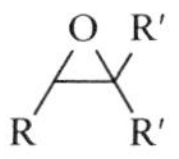 环氧化物 $R\text{、}R'$ $O$ $R'$ |
| 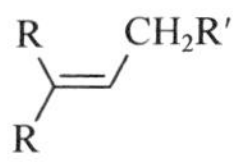 $R\text{、}R$ 取代烯烃 $CH_2R'$ | 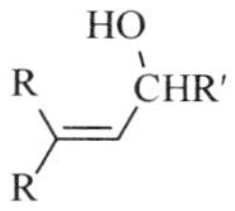 $R\text{、}R$ $HO$ $CHR'$ |
| $R—X—R'$，$X=N,S$ | $R—X—R'$，$\overset{\mid}{O}$ |
| $RCH_2—X—R'$，$X=NR'',O,S$ | $RCH—X—R'$，$\overset{\mid}{OH}$，$RCHO + R'XH$ |
| $R—CH(NH_2)—CH_3$ | $R—\overset{\mid}{\underset{OH}{C}}H(NH_2)—CH_3$，$RCOCH_3 + NH_4^+$ |

芳环以生成酚的代谢为主，一般遵照芳环亲电取代反应的原理：给–易–邻对，即给电子基团促进邻对位的亲电取代反应；吸–难–间，即吸电子基团降低在间位亲电取代反应的容易程度。此外，芳环代谢也受立体位阻影响。含强吸电子取代基的芳环药物，不发生代谢，如可乐定（7.9）。

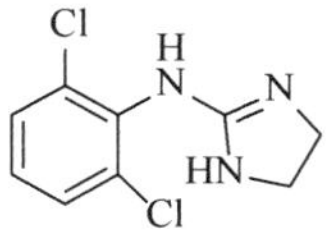

7.9

嘧啶的 5′位羟基化是丁螺环酮（7.10）常见的代谢位点，通过 5′位氟化取代衍生可以使得肝微粒代谢酶 CYP3A4 的代谢时间从 4.6 分钟延长到 52 分钟。

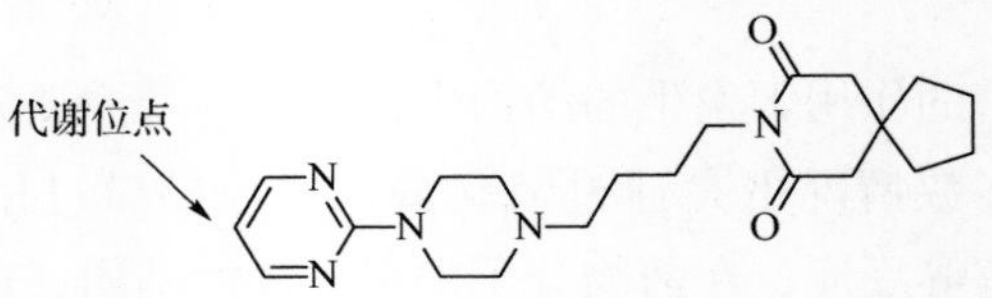

7.10

烯烃也会代谢生成环氧化合物，这些化合物比较稳定，常常可以分离出来，如抗癫痫药——卡马西平（carbamazepine，7.11）的环氧代谢物（7.12）。

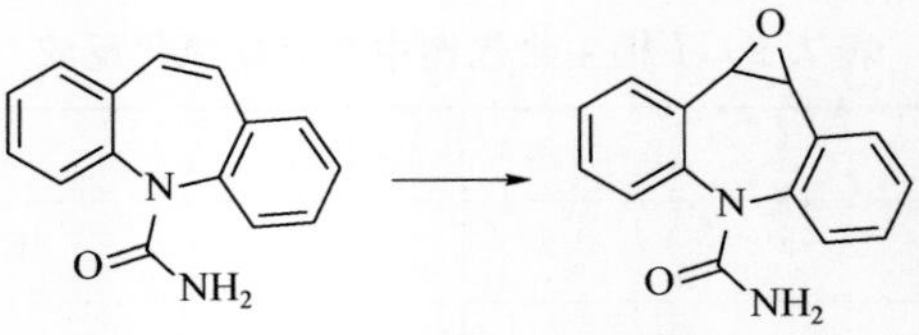

7.11　　　　　　　7.12

羰基的 α 位、双键的 α 位，或芳环的苄位反应活性增强，易发生羟基化。双键的 α 位或芳环的苄位的羟基可能进一步氧化生成羧酸或酮，如降血糖药甲苯磺丁脲（7.13）会被代谢生成羟甲基代谢物（7.14）和羧基代谢物（7.15）。

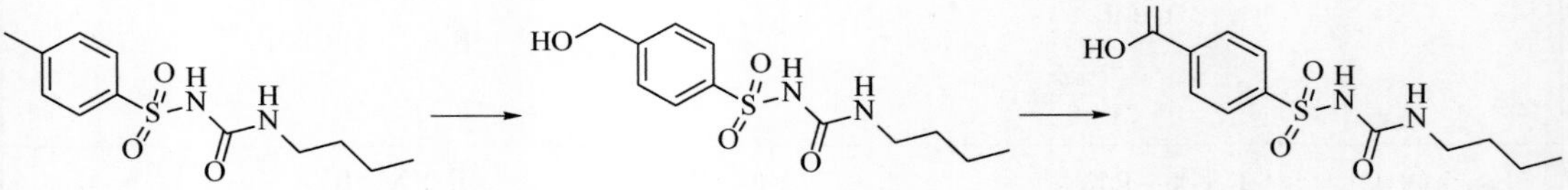

7.13　　　　　　　7.14　　　　　　　7.15

杂原子旁边的碳原子可能羟基化，进而生成酮，如苯甲吗啉（7.16）的吗啉上氮原子的邻位发生氧化（7.17）。

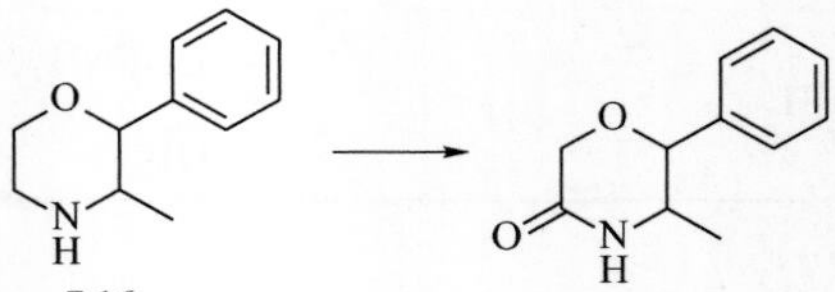

7.16　　　　　　　7.17

醚类化合物的氧化本质是 C—O 断裂，条件是 α-C 上需有 H 原子。有些药物含有一个以上醚键，通常只有一个发生 O-脱烷基反应，如血压维持药物甲氧明（7.18）苯环上甲氧基会脱甲基（7.19）。

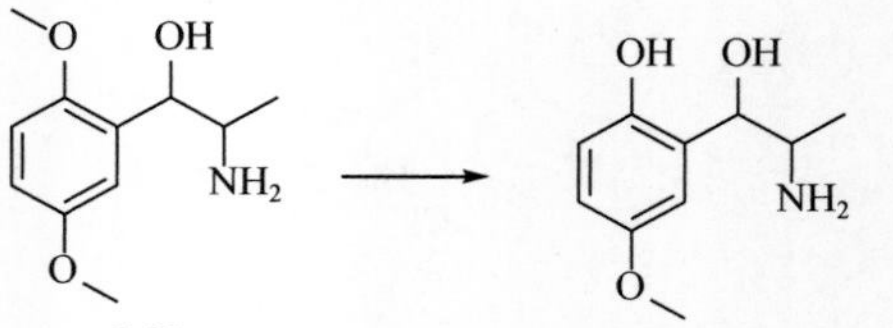

7.18　　　　　　　7.19

氟的引入可以阻断药物的代谢位点。如胆固醇吸收抑制剂 SCH-48461（7.20）有 4 个代谢点：苯基上的两个甲氧基和氢，以及侧链上的一个氢；而依折麦布（7.21）的苯基上的氟屏蔽了原先的氢和甲氧基的代谢位点。SCH-48461 的 $ED_{50}$ 为 2.2 mg/（kg·天），而依折麦布的 $ED_{50}$ 为 0.04 mg/（kg·天），疗效提高了 55 倍。

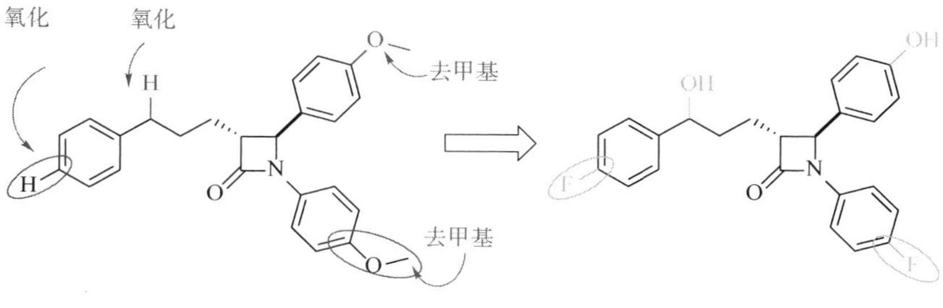

7.20，$ED_{50}$=2.2 mg/（kg·天）　　　　7.21，$ED_{50}$=0.04 mg/（kg·天）

有时简单地用氟封闭芳环上的代谢位点可能无效，羟基芳基仍然可以形成，这可能进一步产生反应性代谢物，如醌、醌亚胺和醌甲基化合物。例如，二氟苯基（如化合物7.22）经历了脱氟过程，产生了醌（7.23）。

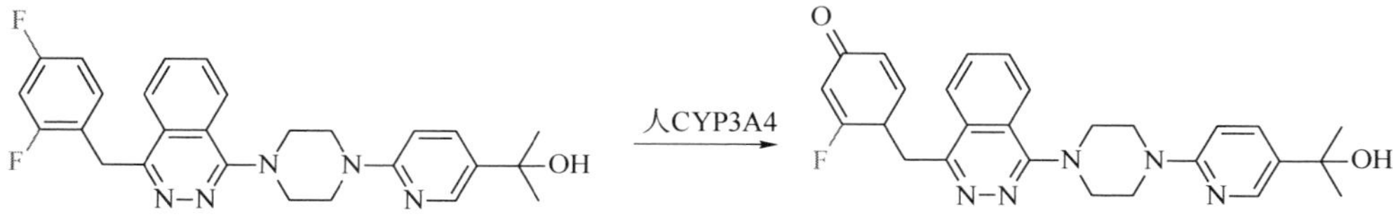

类似地，含氮化合物的氧化本质是 C—N 断裂，条件是 α 位上需有 H 原子，经历的中间体是不稳定的 α 羟基胺（图 7.2）。

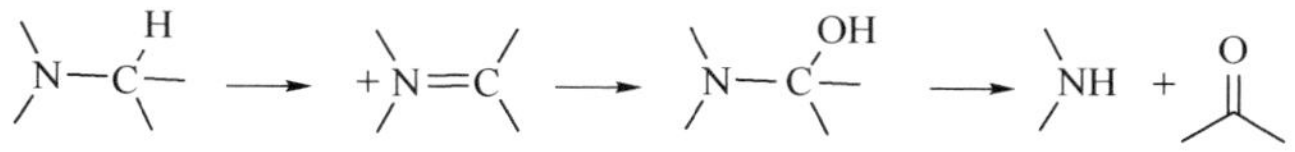

**图 7.2　C—N 断裂的历程**

伯胺只有一个取代，因此只有一种代谢方式；仲胺和叔胺有两种以上发生断裂的方式。取代基越小，越易脱去；叔胺的脱烷基化比仲胺快。仲胺（7.24）发生去甲基反应，而伯胺（7.25）α 位上没有 H 原子，无法发生代谢。

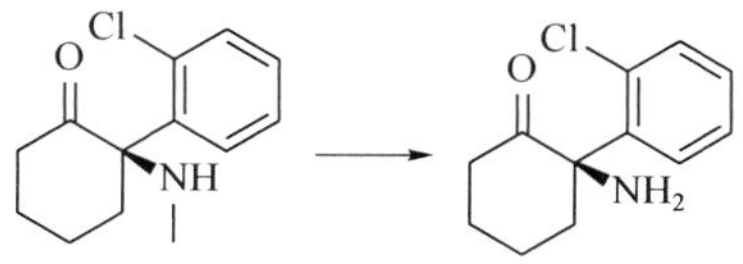

化合物（7.26）中氮上甲基易发生人肝微粒体代谢（HLM），将代谢位点进行环化（7.27），增加立体空间位阻，也可以阻止酶靠近，防止代谢。

叔胺和含氮芳杂环上的氮还可以直接氧化（图 7.3），相比之下伯胺和仲胺少见。

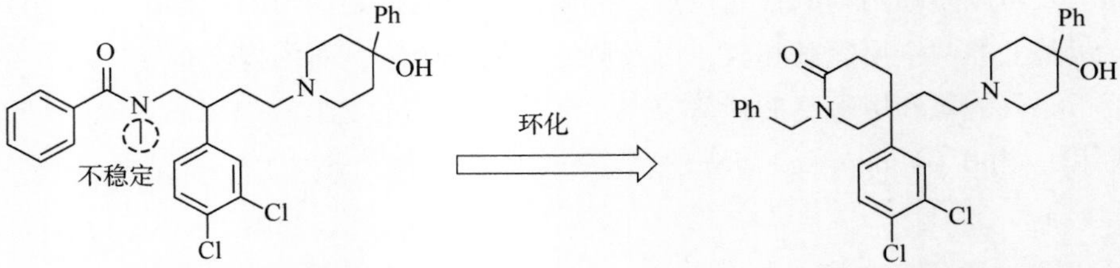

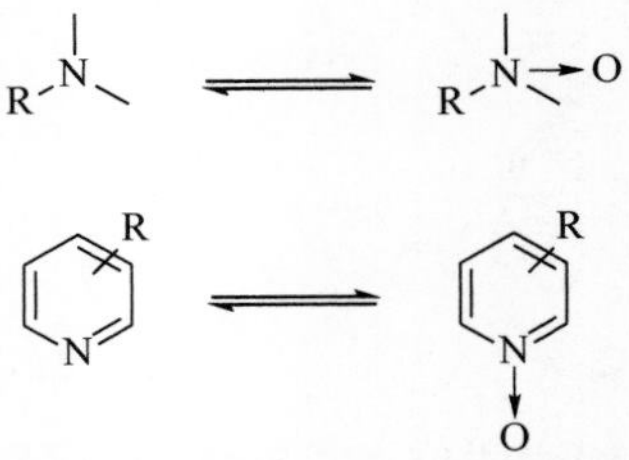

图 7.3　叔胺和含氮芳杂环上氮的直接氧化

硫的氧化有三种方式：①芳香或脂肪族硫醚通常经氧化 S-脱烷基生成巯基和羰基化合物；②氧化脱硫反应主要指含 C＝S 和 P＝S 的化合物，经氧化代谢后生成 C＝O 和 P＝O；③硫醚还可能氧化生成亚砜、砜。

降低脂溶性，也可以降低被代谢的可能性（表 7.2），因为代谢酶有一个疏水性的口袋。

表 7.2　降低脂溶性提高代谢稳定性

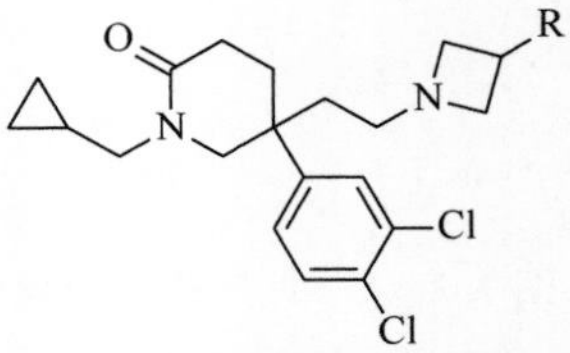

| 化合物 | R | NK$_2$ | $T_{1/2}$/min | lg $D$ |
|---|---|---|---|---|
| 7.28 | 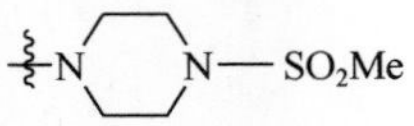 ⅓N⁀N—SO$_2$Me | 8.5 | <10 | 2.2 |
| 7.29 | 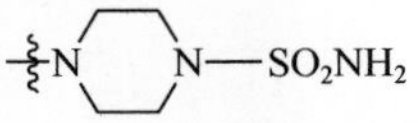 ⅓N⁀N—SO$_2$NH$_2$ | 8.9 | <120 | 1.7 |
| 7.30 | 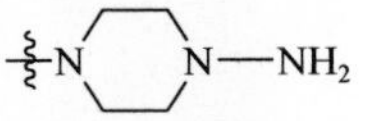 ⅓N⁀N—NH$_2$ | 8.7 | 30 | — |

硒和硫是同族元素。硒可以增加吸收，特别是被癌细胞吸收，这是硒化合物的突出特点，尽管癌细胞对硒的选择性吸收的机制仍未被完全理解。如图 7.4 所示，硒化物的 clg $P$

值都比其对应硫化物大。

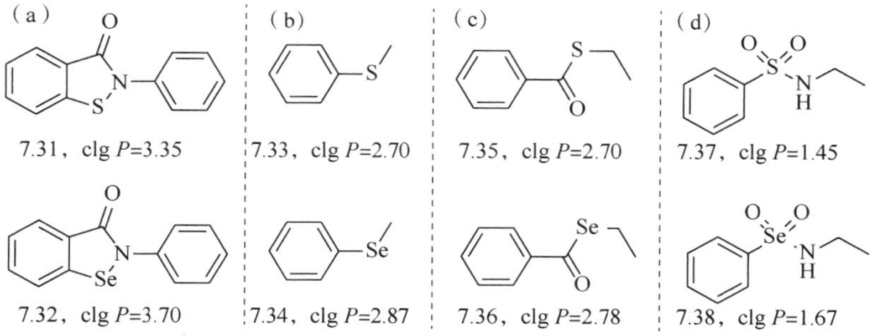

**图 7.4　硫元素替换为硒后增加吸收的例子**

　　除了氧化反应，另一个重要的应用是水解反应。利用酯和酰胺可进行水解的性质，将刺激的羧基、不稳定的酚或醇转化成酯的前药（prodrug）。其用途包括减少刺激性，增加稳定性，延长释放时间，掩盖苦味等。如将红霉素（7.39）的德胺糖转为琥珀酸乙酯（7.40），可以掩盖红霉素的苦味，延长作用时间。

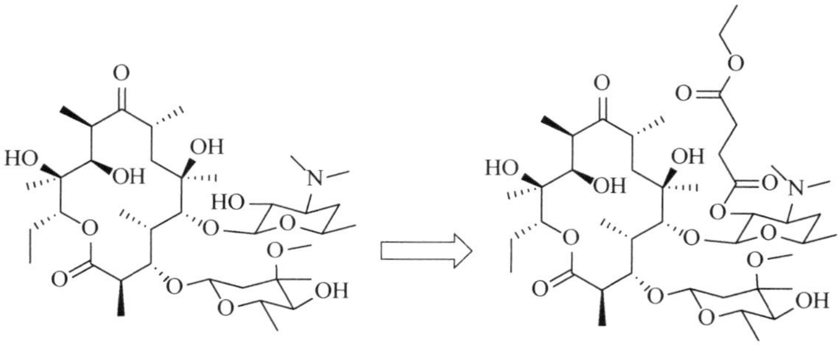

7.39　　　　　　　　　　　7.40

　　酚羟基是一个Ⅱ相生物代谢的位点，利用前药屏蔽这个位点可以延长半衰期。如班布特罗（7.42）与特布他林（7.41）相比，给药次数减少。

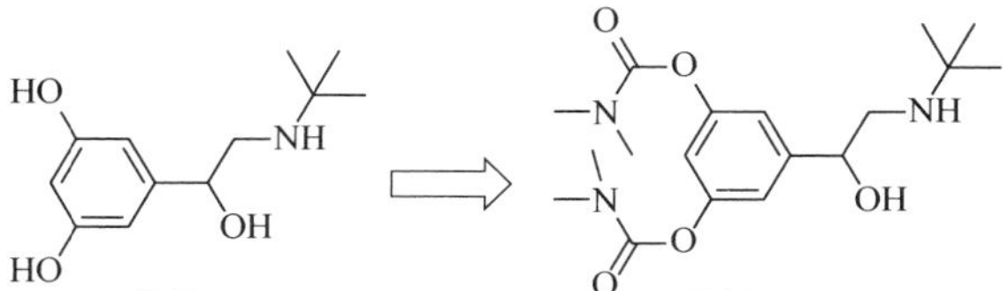

7.41　　　　　　　　　　　7.42
给药：一天三次　　　　　　给药：一天一次

　　此外，引入带电荷或者极性基团，把化合物转化为前药，不但提高水溶性，其在体内水解后还可以释放原药分子。如喜树碱的改性药物伊利替康（7.43），在体内代谢为 7-乙基-10-羟基喜树碱（7.44）。

　　在某些药物结构中，引入一些容易代谢的基团，可以使原有药物在体内的作用时间缩短。软药（soft drug）指一类本身有治疗效用或生物活性的化学实体，在体内起作用后，

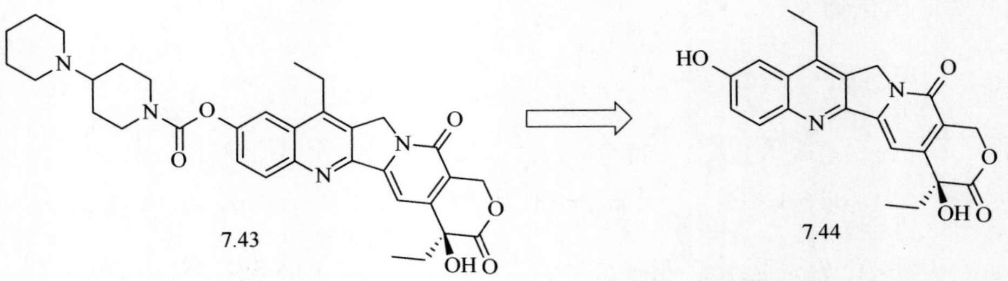

7.43 → 7.44

经预料的、可控制的代谢作用，转变为无活性、无毒性化合物。如肌肉松弛药十烃溴铵（7.45）是长效神经肌肉阻滞剂，在外科手术中作为麻醉辅助药，手术后会引起肌肉疼痛。若将药物结构中引入两个酯基，得到氯化琥珀胆碱（7.46）。

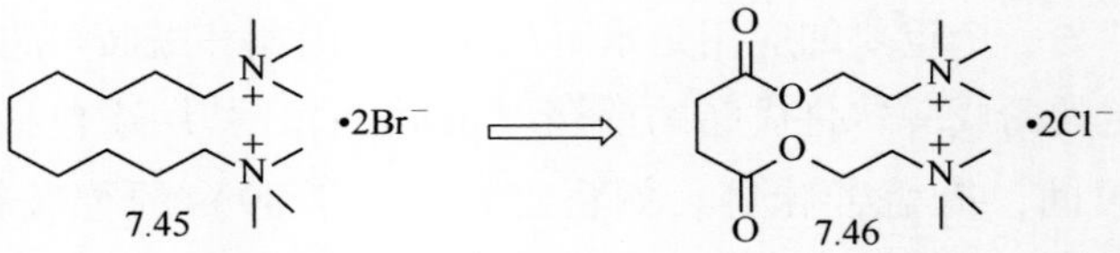

7.45 → 7.46

## 思考题

1. 为什么要改善药物的类药性？药物在体内到达作用靶标之前会遇到哪些主要障碍？

2. 如何改善化合物的水溶性？为什么基于体外构效关系研究所进行的结构修饰会导致药物的水溶性越来越差？

3. 如何提高化合物的代谢稳定性？

4. 碱性药物在人体内的主要吸收部位是胃还是小肠？不能在另一个部位吸收的原因是什么？

5. 盐的溶解度受哪些平衡常数影响？

# 第8章
# 构效关系优化案例——大环内酯类药物

大环内酯类（macrolides）化合物是链霉菌产生的次级代谢产物，是一类具有 14~16 碳大环内酯类抗菌药。大环内酯类是一类针对许多革兰氏阳性菌和某些革兰氏阴性菌的广谱抑菌抗生素。由于其临床重要性以及致病菌耐药性的持续上升，大环内酯类一直是广泛研究的目标。

## 8.1　大环内酯类药物研究背景

抗菌药的常见作用机制包括抑制细胞壁的合成、破坏细胞膜的完整性、抑制 DNA 的合成以及抑制蛋白质的合成。其中，统计发现临床半数以上的抗菌药作用靶标是核糖体，如氨基糖苷类、噁唑烷酮类、四环素类、大环内酯类。细菌核糖体由 30S 小亚基和 50S 大亚基（包含核糖体蛋白与 23S rRNA）组成。23S rRNA 含有肽酰转移酶中心，能催化肽键形成，将氨基酸连接到不断延伸的肽链上，进而合成蛋白质。

MLS$_B$（macrolide-lincosamide-streptogramin B）是一类作用于微生物核糖体 50S 大亚基相似作用位点的抗生素家族，包括十四元、十五元、十六元大环内酯，林可酰胺、链阳性菌素。其中，十四元大环内酯抗生素有红霉素 A（erythromycin）及其衍生物克拉霉素、罗红霉素等，十五元大环内酯抗生素有红霉素的半合成衍生物——阿奇霉素，十六元大环内酯抗生素有吉他霉素（leucomycin）、螺旋霉素（spiramycin）、泰乐菌素（tylosin）等。

红霉素（8.1）是第一个临床上使用的大环内酯抗生素，它由红霉素内酯、5-脱氧氨基糖和 3-克拉定糖构成。红霉素在酸性环境下不稳定，生成无活性的降解产物（8.2、8.3），如图 8.1 所示。针对参与酸降解反应的官能团 6-OH、8-H、9-羰基和 12-OH，药物化学家们半合成制备了第二代衍生物，包括氟红霉素、克拉霉素、阿奇霉素、罗红霉素、地红霉素等。例如，氟红霉素（8.4）是红霉素的 8-H 的氟代衍生物，克拉霉素（8.5）是红霉素的 6-OH 选择性甲基化产物，阿奇霉素（8.6）是红霉素的 9-羰基肟化之后的贝克曼重排衍生物，罗红霉素（8.7）是红霉素的 9-羰基肟醚衍生物，地红霉素

（8.8）是 11-OH 和 9-羰基的环化衍生物。由于它们阻断了 8,9-脱水-6,9-半缩酮化以及 6,9;9,12-螺缩酮历程，因此具有较好的耐酸性，可以抵抗胃酸的分解。这类化合物不仅抗革兰氏阳性菌，如金黄色葡萄球菌、肺炎链球菌、化脓链球菌等，而且抗革兰氏阴性菌，如嗜血流感杆菌和卡他莫拉菌等。表 8.1 为第一代和第二代红霉素的药代动力学性质。

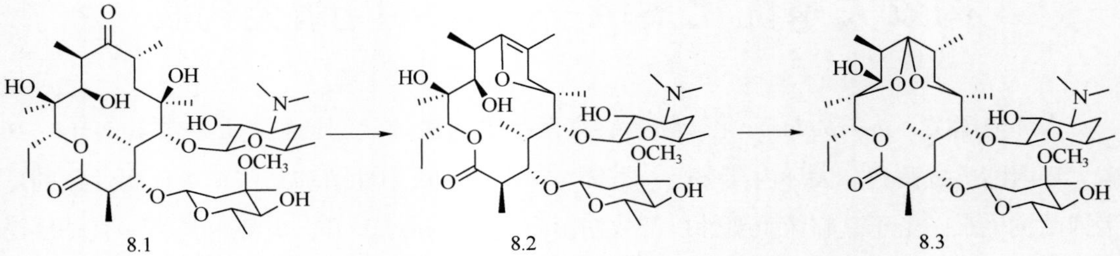

**图 8.1　红霉素的酸性降解历程**

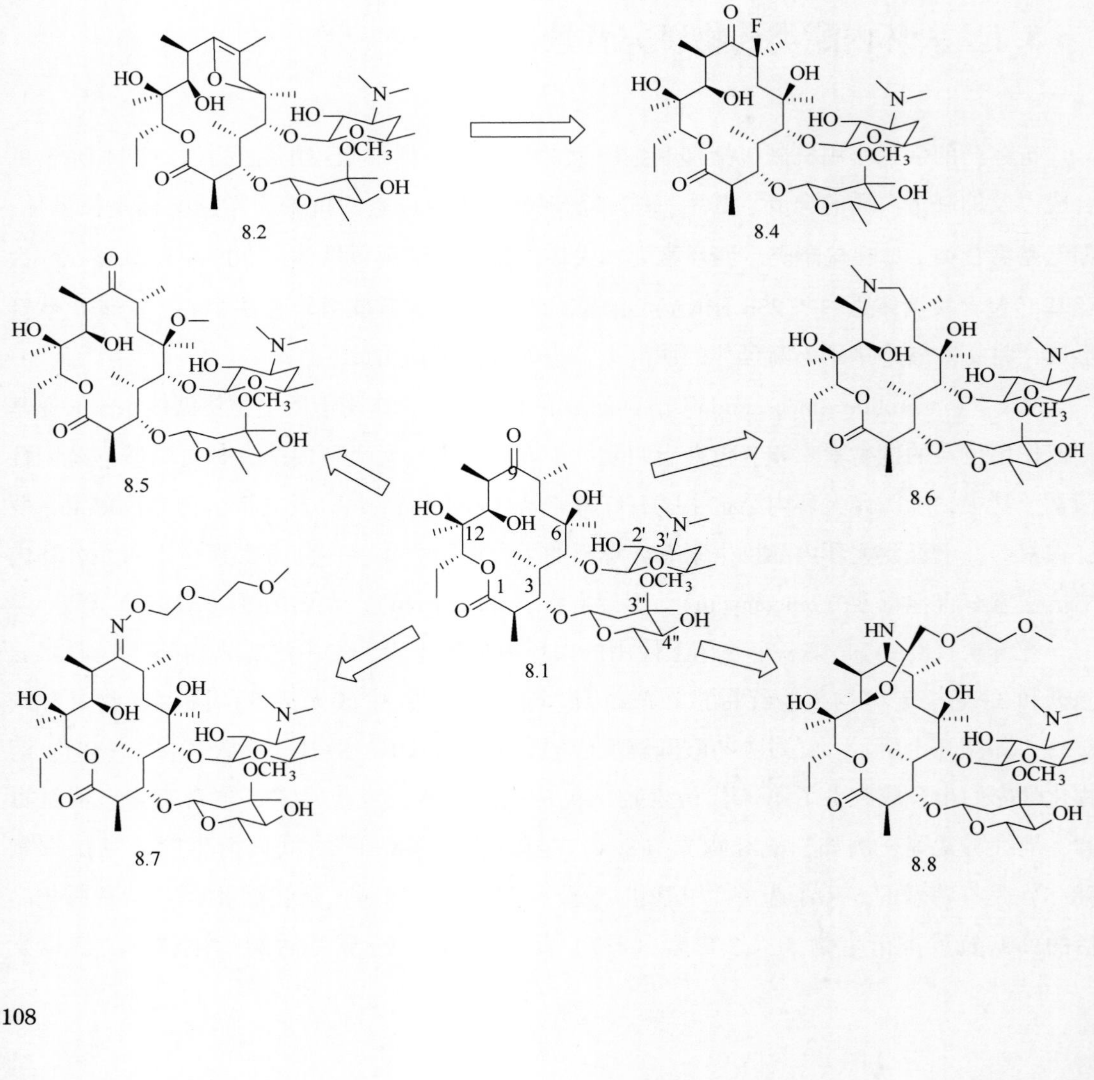

表 8.1　第一代和第二代红霉素的药代动力学性质

| 药物 | 典型剂量 | 生物利用度 /% | 药峰浓度 $C_{max}$/($\mu g \cdot mL^{-1}$) | 达峰时间 $T_{max}$/h | 药时曲线下面积 (AUC)/ ($\mu g \cdot h^{-1} \cdot mL^{-1}$) | 消除半衰期 $T_{1/2}$/h | 表观分布容积 Vd/($L \cdot kg^{-1}$) | 血浆蛋白结合率 /% |
|---|---|---|---|---|---|---|---|---|
| 红霉素 | 500 mg b.i.d. | 15~45 | 3.5 | 2 | 15 | 2.5 | 0.64 | 65~90 |
| 氟红霉素 | 500 mg t.i.d. | ND | 2.0 | 1.5 | 25 | 9.0 | 5.5 | 70 |
| 克拉霉素 | 500 mg b.i.d. | 55 | 2.7 | 2.6 | 40 | 4.7 | 3.1 | 70 |
| 阿奇霉素 | 500 mg qd, day1 250 mg qd, days 2~5 | 37 | 0.24 | 3.2 | 2.1 | 40~68 | 31 | 7~50 |
| 罗红霉素 | 300 mg qd | 78 | 10 | 1.2 | 130 | 12 | 0.87 | 73~90 |
| 地红霉素 | 500 mg qd | 10 | 0.30 | 2.7 | 2.4 | 17 | 11 | 15~30 |

注: b.i.d. 表示一天两次; t.i.d. 表示一天三次; qd 表示一天一次; ND 表示未检测。

第二代红霉素由于具有较好的药代动力学性质，在临床上使用更加广泛。如改性后的克拉霉素由于可以在强酸下仍然保持稳定，临床常用于幽门螺杆菌的治疗；而阿奇霉素由于肺组织浓度大大提高，常用于肺炎支原体（一种没有细胞壁的微生物，因此无法用β-内酰胺抗生素）肺炎的治疗。

面对抗生素的使用压力，细菌出现了耐药水平不同的耐药机制：①外排泵耐药，具有3-克拉定糖的红霉素类分子被含mef（大环内酯外排）耐药基因细菌表达的外排泵蛋白识别，泵出细胞外，导致细胞内药物浓度降低，达不到有效的抗菌剂量，呈现低水平耐药；②靶点修饰耐药，在具有3-克拉定糖的红霉素类分子存在的情况下，含erm（红霉素核糖体甲基化）耐药基因细菌会表达一种甲基化酶，将红霉素的重要结合位点核糖体碱基A2058（大肠杆菌编号，下同）腺嘌呤的6-氨基单甲基化，甚至双甲基化，而这会使原先克拉定糖上叔氨基与A2058上6-氨基之间水介导的氢键不复存在，故药物亲和力下降，呈现高水平耐药。类似的高水平耐药机制包括碱基突变，如支原体的A2058突变为G2058。

细菌还有一种erm耐药机制组成型表型，这种机制并不依赖于是否存在诱导因素，而是直接表达甲基化酶，修饰靶点。本质上来说，占用有限的资源来表达一种耐药基因，这是一种浪费生存资源的表现，但是当临床上抗生素使用压力存在时，这种表现就变成了一种进化上的优势。组成型erm耐药水平非常高，这也是目前抗生素设计的最大挑战。

虽然克拉定糖是诱导细菌耐药的基团，但是如果水解除去克拉定糖，得到的3-OH衍生物却丧失了活性。因此，克拉定糖早期一度被视为药效团。后来，随着20世纪初高分辨率核糖体单晶结构的成功解析（万卡特拉曼-莱马克里斯南、托马斯-施泰茨和阿达-尤纳斯因此获得2009年诺贝尔化学奖），人们发现克拉定糖并不直接作用于核糖体的相关位点。

## 8.2　第三代大环内酯类药物结构优化

早期的研究发现，一些大环或者克拉定糖结构末端引入平面芳基侧链（8.9～8.11），可以提高对耐药菌的活性。这为后来3-羰基（即所谓的酮内酯）修饰奠定了重要的构效关系研究基础。

法国Hoechst Marion Roussel制药公司和美国雅培公司的科学家发现，分子结构中3-羰基的变化可以提高红霉素衍生物对含mef或者诱导erm耐药基因菌株的抗菌活性；HMR-3004（8.13）甚至对组成型erm耐药菌有很好的抗菌活性，相比之下，日本大正制药的TE-802（8.12，无芳基侧链结构）对组成型耐药菌却没有活性。这些构效关系的对比，不但逆转了之前克拉定糖不可修饰的错误认识，同时促进人们合理猜测侧链可能结合了一个新核糖体位点，这一点随后被核糖体与小分子的复合物单晶所证实。人们在HMR-3004的基础上，继续优化侧链末端的芳基，最终制备出了HMR-3647，即今天唯一上市的抗耐药菌

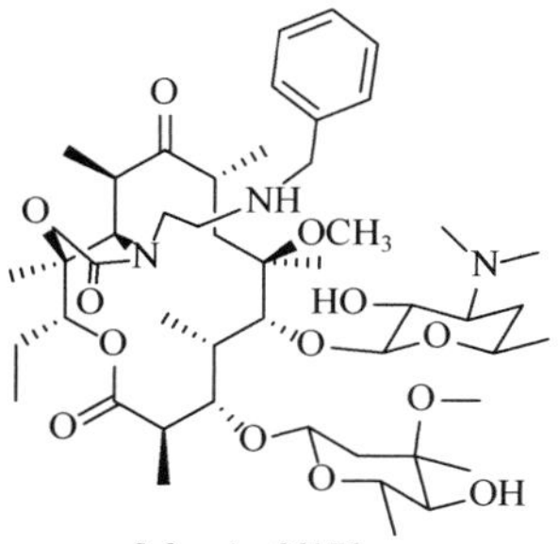

8.9，A-66173 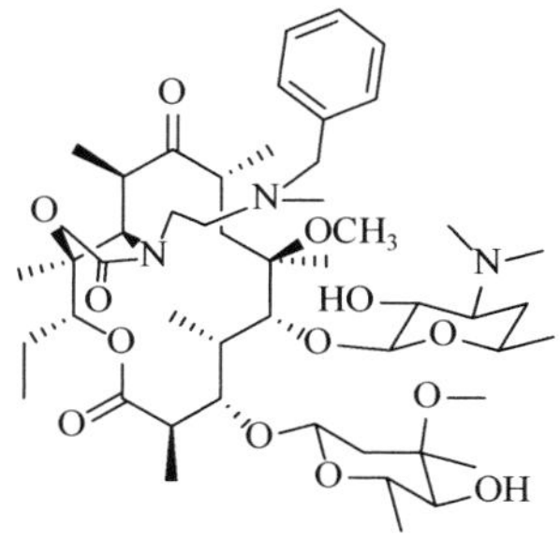　　　　8.10，A-66005 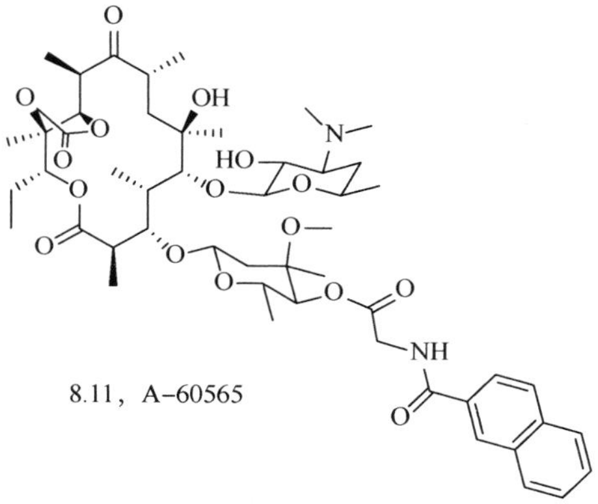　　　　8.11，A-60565

大环内酯——泰利霉素（8.14）。泰利霉素作用于 A752 和 U2609，该作用为小分子侧链末端芳基与核糖体碱基之间的 π-π 堆积作用，一定程度上较好地弥补了组成型 erm 耐药菌丧失的亲和力（图8.2）。

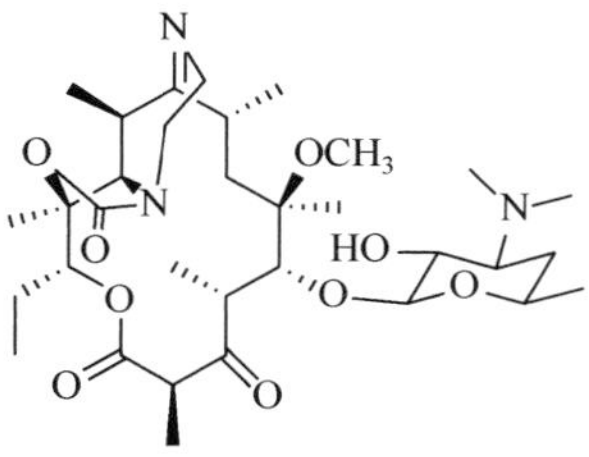

8.12，TE-802 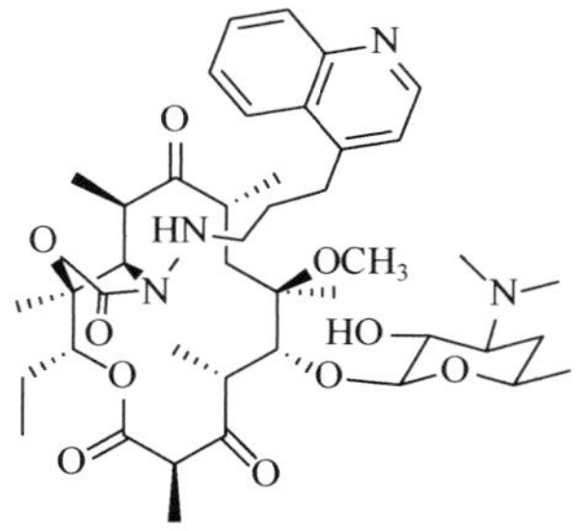　　　　8.13，HMR-3004 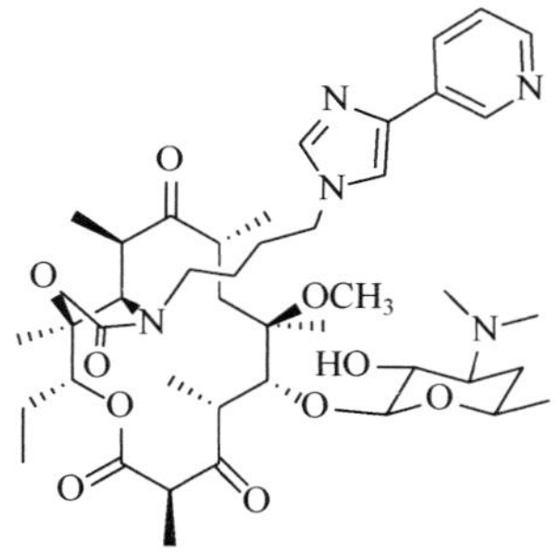　　　　8.14，HMR-3647

尽管泰利霉素具有抗菌能力，但由于罕见且严重的副作用，临床上使用一直受到限制。其侧链末端吡啶-咪唑的功能与尼古丁有相当大的结构相似性，可能阻断神经肌肉接头、视神经和肝脏中的烟碱型乙酰胆碱受体（NAChR），这解释了重症肌无力（一种神经肌肉疾病）、视觉障碍和肝毒性等不良反应的原因。

酮内酯结构的成功促使人们继续探索 3-羰基之外是否还有其他结构能替代克拉定糖的抗菌作用，并且剥离诱导耐药性。目前，比较典型的非酮内酯结构有日本大正的酰内酯（3-O-酰基，8.15）、北京理工大学的烃基内酯（3-O-烃基，8.16）、美国辉瑞的氨基甲酸内酯（3-O-氨基甲酸酯，8.17）、美国 Enanta 的双环内酯（3,6-O-成环，8.18）等。这些化合物都作用于 C2610 和 G2505 这一碱基对，图 8.3 所示为化合物 8.17 与核糖体碱基之间的相互作用。该作用模式虽然对于诱导 erm 耐药菌和外排 mef 耐药菌有较好的抗菌活性，但对于组成型 erm 耐药菌的抗菌活性则较低。非酮内酯目前还没有进入临床的化合物。

南斯拉夫普利瓦公司通过与制药巨头美国辉瑞合作，成功地把阿奇霉素变成一个重磅炸弹级别的药物。但是在抗耐药菌十五元大环内酯结构的研究中，目前尚没有出现像阿奇

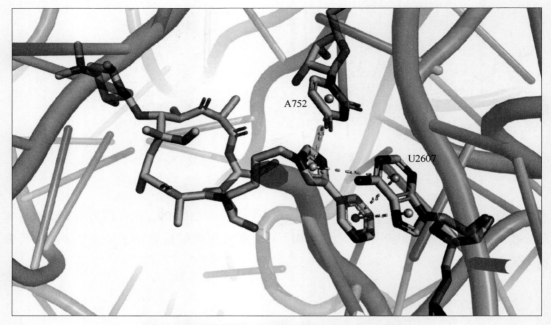

**图 8.2 泰利霉素与核糖体碱基之间的相互作用**

8.15，TEA-092

8.16

8.17

8.18

霉素那样特别有吸引力的分子。

在大环内酯的研究中，还有一类特别的分子，就是大环内酯与喹诺酮的杂合物（8.19～8.22）。从大环内酯的克拉定糖的 4″-OH 上通过酰基或者醚键与各种长度和含有杂原子侧链连接到喹诺酮的 6 位或 7 位，优化得到的一些大环内酯-喹诺酮杂合物具有很高

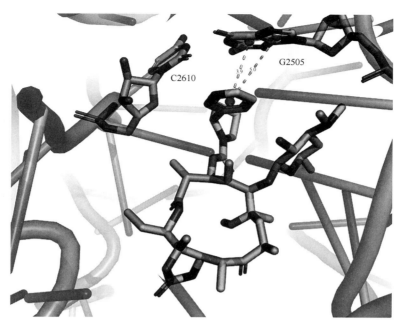

**图 8.3　化合物 8.17 与核糖体碱基之间的相互作用**

的抗组成型 erm 耐药菌的抗菌活性，但是机制研究显示它们并不作用于拓扑异构酶，而仍然是蛋白质合成抑制剂。北京理工大学梁建华团队设计得到了双靶标化合物 8.23，其对拓扑异构酶抑制活性 $IC_{50}$ 为 $(9.6\pm0.2)$ mmol/L，但不足的是其对组成型 erm 耐药菌活性较低。显然，大环内酯的双靶标设计仍然具有很高的挑战性，或许发现核糖体的新靶点并基于结构进行理性设计是潜在的解决途径。

红霉素 A 的第一个全合成是由哈佛大学的 Woodward 团队实现的。Woodward 和他的同事在 48 个反应步骤的最长线性序列中实现了红霉素 A 的第一个全合成。值得一提的是，近些年大环内酯的全合成取得了重大突破，美国哈佛大学 Myers 教授开发了大环内酯的汇聚式简便开发平台，该平台使新合成的大环内酯不再囿于传统的天然结构 (8.24~8.35)。不过有意思的是，尽管报道的结构丰富多样，高活性的化合物骨架还是极其类似天然结构，如表 8.2 中的化合物 8.24。

8.19

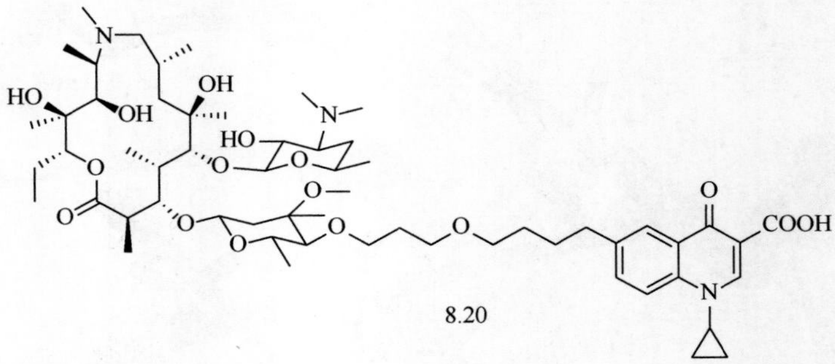

8.20

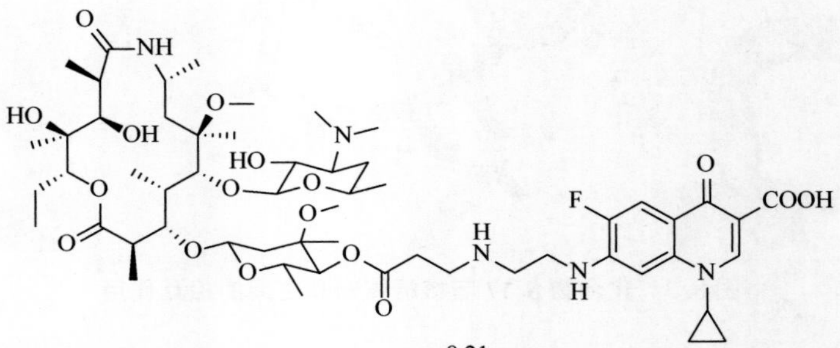

8.21

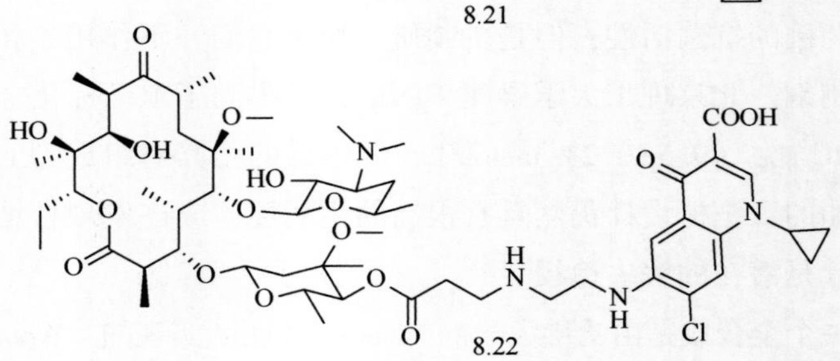

8.22

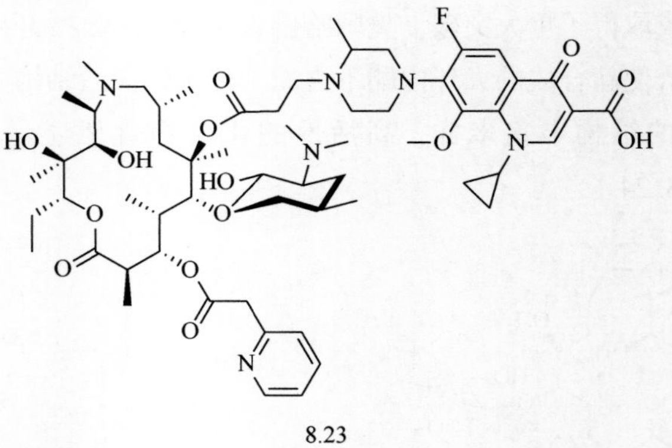

8.23

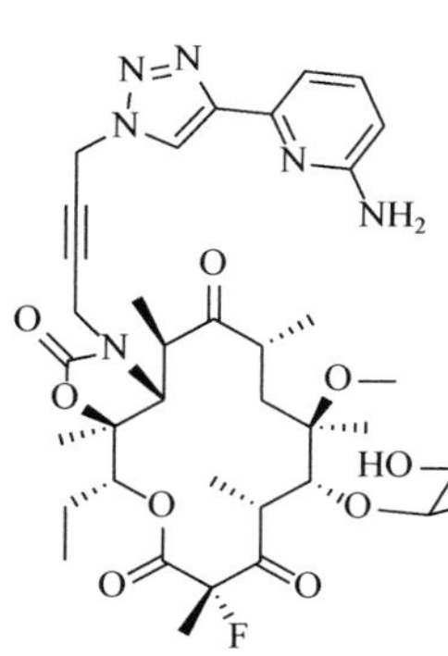

8.24

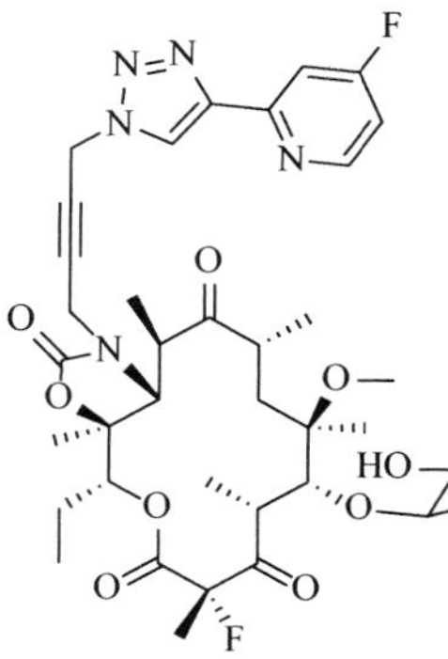

8.25

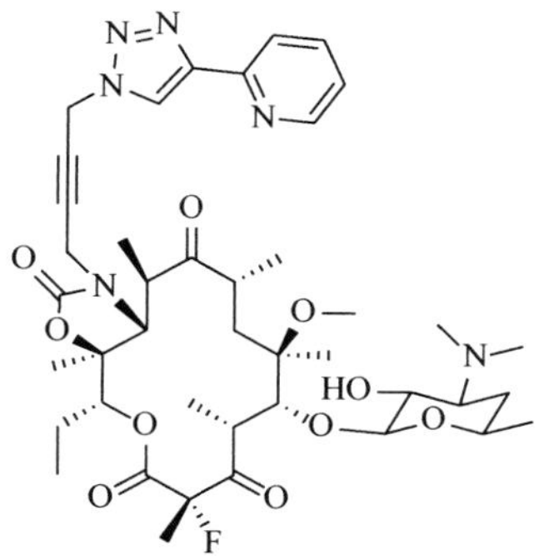

8.26

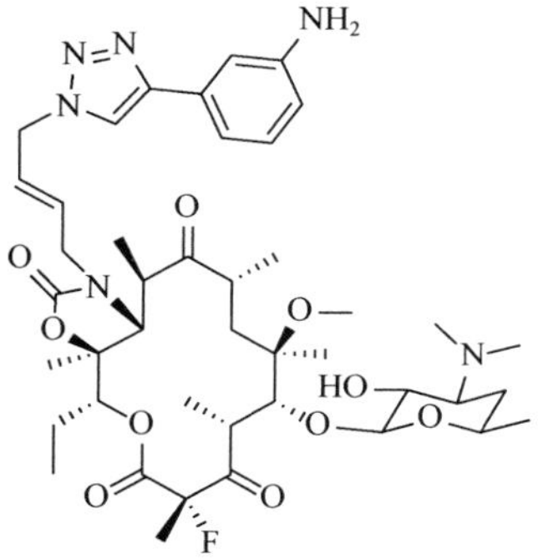

8.27

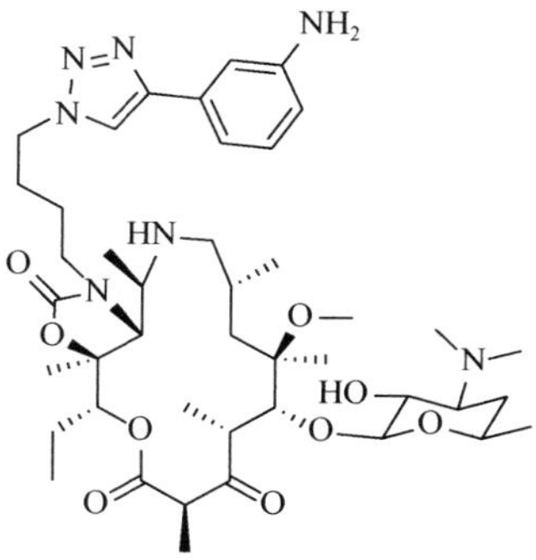

8.28

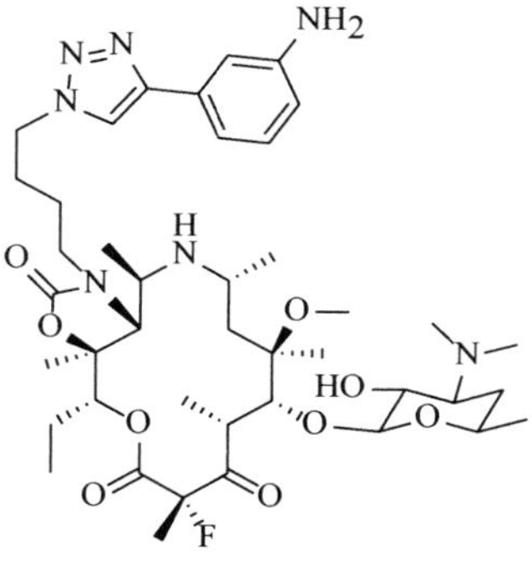

8.29

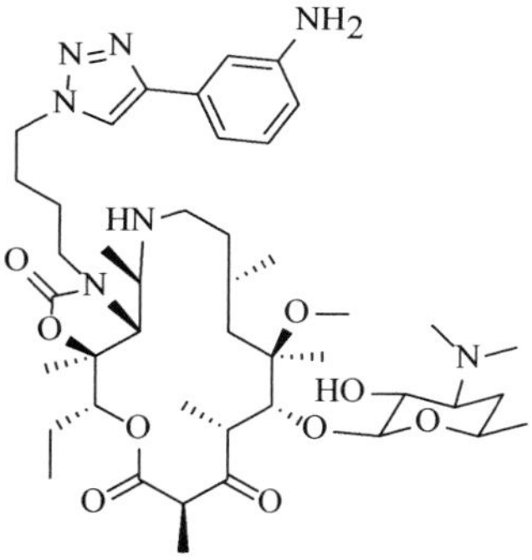

8.30

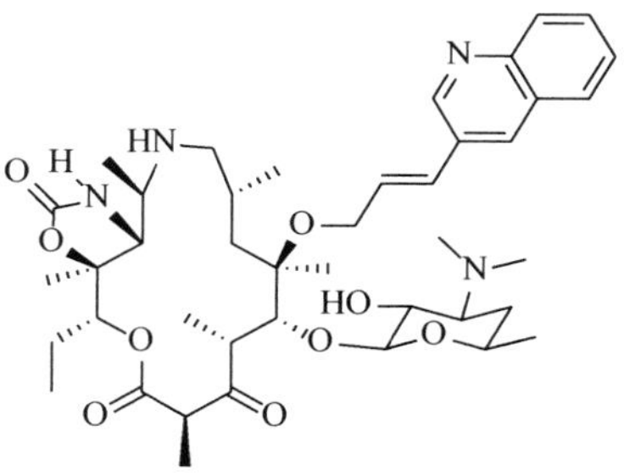

8.31

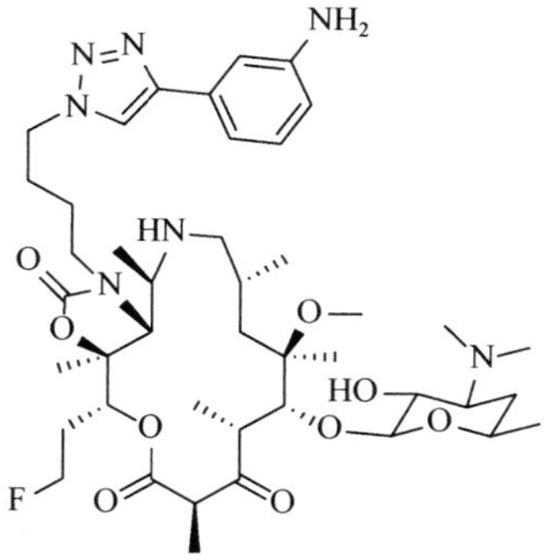

8.32

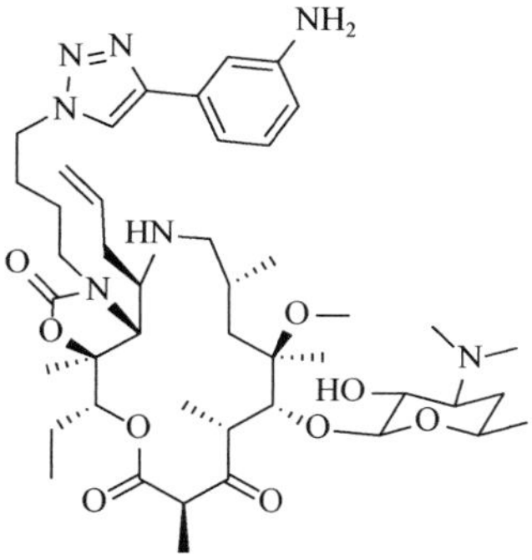

8.33

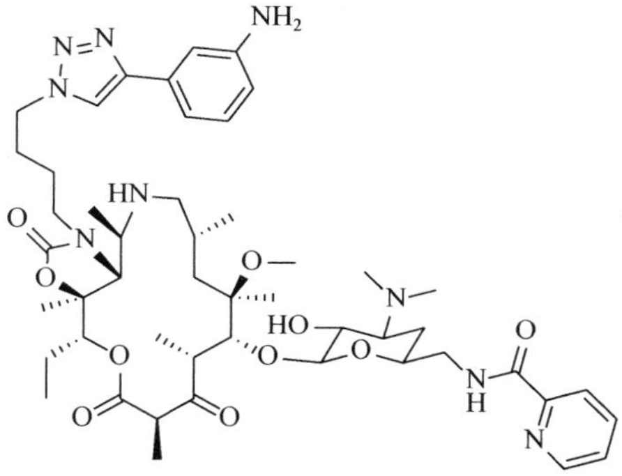

8.34

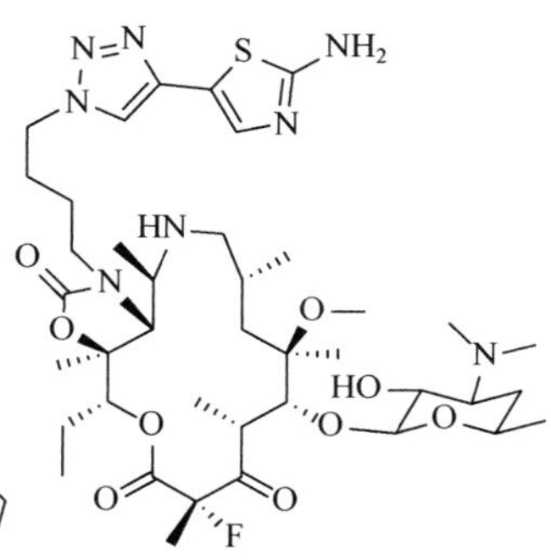

8.35

表 8.2  全合成大环内酯的抗菌活性

| 菌种 | 菌株编号 | 红霉素 | 阿奇霉素 | 泰利霉素 | 索利霉素 | 最低抑制浓度 MIC/(μg·mL⁻¹) 8.24 | 8.25 | 8.26 | 8.27 | 8.28 | 8.29 | 8.30 | 8.31 | 8.32 | 8.33 | 8.34 | 8.35 |
|---|---|---|---|---|---|---|---|---|---|---|---|---|---|---|---|---|---|
| 革兰氏阳性菌 | | | | | | | | | | | | | | | | | |
| 金黄色葡萄球菌 | ATCC 29213 | 0.5 | 1 | 0.125 | 0.125 | 0.06 | ≤0.03 | ≤0.03 | 0.06 | 0.5 | 0.25 | 4 | 0.25 | 1 | 1 | 8 | 0.5 |
| 金黄色葡萄球菌 | BAA-977; 诱导 erm 耐药 | >256 | >256 | 0.06 | ≤0.03 | 0.06 | 0.06 | 0.03 | 0.06 | 0.5 | 0.5 | 4 | 0.5 | 1 | 1 | 8 | 1 |
| 金黄色葡萄球菌 | MP-513; MRSA; 组成 erm 耐药 | >256 | >256 | >256 | >64 | 16 | 16 | 64 | 64 | >64 | 64 | 64 | 64 | >64 | >64 | >64 | 64 |
| 金黄色葡萄球菌 | NRS384; MRSA; msrA 耐药 | 64 | 128 | 0.125 | 0.25 | 0.06 | 0.125 | 0.06 | 0.125 | 1 | 1 | 8 | 0.5 | 2 | 2 | 16 | 4 |
| 肺炎链球菌 | ATCC 49619 | 0.03 | 0.06 | ≤0.03 | ≤0.03 | ≤0.03 | ≤0.03 | ≤0.03 | ≤0.03 | ≤0.03 | ≤0.03 | 0.06 | ≤0.03 | ≤0.03 | ≤0.03 | 0.06 | ≤0.03 |
| 肺炎链球菌 | UNT042; ermB、mefA 耐药 | >256 | >256 | 0.125 | 0.25 | ≤0.03 | ≤0.03 | ≤0.03 | ≤0.03 | 2 | 0.125 | 8 | 0.5 | 2 | 8 | 1 | 1 |
| 化脓链球菌 | ATCC 19615 | ≤0.03 | ≤0.03 | ≤0.03 | ≤0.03 | ≤0.03 | ≤0.03 | ≤0.03 | ≤0.03 | ≤0.03 | ≤0.03 | 0.06 | ≤0.03 | ≤0.03 | ≤0.03 | 0.06 | ≤0.03 |
| 粪肠球菌 | ATCC 29212 | 1 | 4 | ≤0.03 | ≤0.03 | 0.03 | 0.03 | 0.03 | ≤0.03 | 0.125 | 0.06 | 0.5 | 0.25 | 0.125 | 0.125 | 0.5 | 0.06 |
| 粪肠球菌 | UNT-047; VRE; ermB 耐药 | >256 | 256 | 16 | 32 | 1 | 2 | 2 | 4 | >64 | 32 | 64 | >64 | >64 | 64 | >64 | >64 |
| 革兰氏阴性菌 | | | | | | | | | | | | | | | | | |
| 流感嗜血杆菌 | ATCC 49247 | 4 | 2 | 2 | 4 | 2 | 2 | 2 | 2 | 2 | 4 | 8 | 4 | 4 | 8 | 16 | 4 |
| 鲍曼不动杆菌 | ATCC 19606 | 16 | 32 | 4 | 16 | 2 | 8 | 8 | 4 | 4 | 4 | 16 | 16 | 4 | 32 | 32 | 32 |
| 肺炎克雷伯菌 | ATCC 10031 | 4 | 2 | 4 | 4 | 2 | 8 | 4 | 4 | 2 | 4 | 8 | 16 | 2 | 8 | 8 | 4 |
| 大肠杆菌 | ATCC 25922 | 64 | 4 | 16 | 32 | 8 | 16 | 16 | 16 | 4 | 8 | 32 | 4 | 8 | 64 | 16 | 8 |
| 铜绿假单胞菌 | ATCC 27853 | 64 | 64 | 64 | 64 | 16 | 32 | 64 | 32 | 64 | 64 | 64 | 64 | >64 | >64 | >64 | 64 |

此外，通过全合成制备了泰利霉素的 4,8,10 位上去除三个甲基的类似物（8.37），该修饰使抗菌活性明显下降（表 8.3）。显然，如何提高大环内酯的抗耐药菌活性还需要更深入的构效关系和核糖体新靶点的探索。

表 8.3　去甲基泰利霉素的抗菌活性

8.36，R=Me，泰利霉素
8.37，R=H，4，8，10-去甲基泰利霉素

| 序号 | 菌株编号 | 菌种 | 野生/突变型 | MIC/(μg·mL⁻¹) | |
|---|---|---|---|---|---|
| | | | | 8.36 | 8.37 |
| 1 | SQ171/2058G | 大肠杆菌 | A2058G | >512 | >512 |
| 2 | DK/pKK3535 | 大肠杆菌 | wt | 0.5 | 32 |
| 3 | DK/2058G | 大肠杆菌 | A2058G | 1 | 64 |
| 4 | UCN14 | 金黄色葡萄球菌 | A2058T | >256 | 32 |
| 5 | ATCC 33591 | 金黄色葡萄球菌 | ermA | >128 | >128 |

# 思考题

1. 第二代红霉素和第三代红霉素所关注的结构修饰目的分别是什么？

2. 如何通过结构修饰提高大环内酯的抗耐药菌活性？

3. 大环内酯如何能实现同时抑制蛋白质合成和 DNA 合成的双靶标模式？

# 第 9 章
# 构效关系优化案例——他汀类药物

他汀类药物能够减少体内的胆固醇合成，是高胆固醇血症和心血管疾病预防和治疗的首选药物。临床研究表明，他汀类药物可以降低心脏病发作和中风风险。

## 9.1 他汀类药物研究背景

他汀类药物（图 9.1）是一种 3-羟基-3-甲基戊二酰辅酶 A（HMG-CoA）还原酶的抑制剂，在临床上被广泛应用，主要具有降血脂、改善血管内皮功能及抗炎等作用。

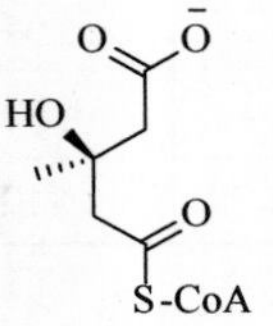

| | | | |
|---|---|---|---|
| 9.1 HMG-CoA | 9.2 洛伐他汀 | 9.3 辛伐他汀 | 9.4 普伐他汀 |
| 9.5 匹伐他汀 | 9.6 氟伐他汀 | 9.7 阿托伐他汀 | 9.8 瑞舒伐他汀 |

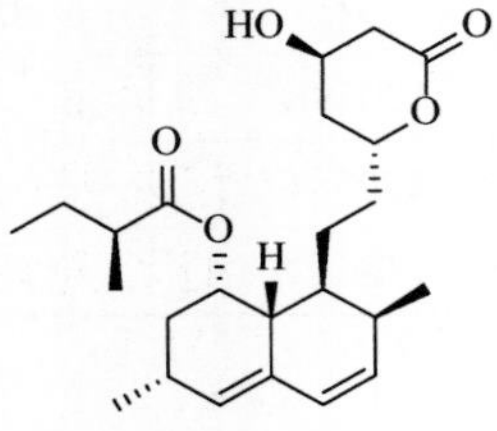

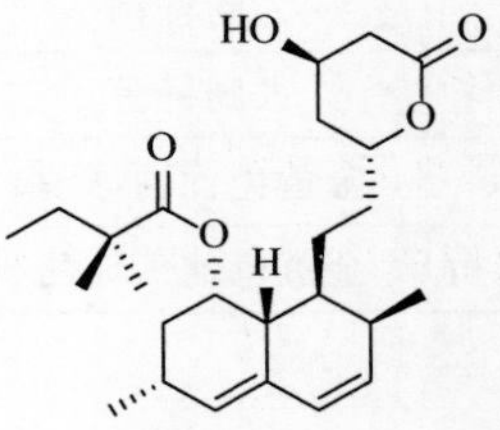

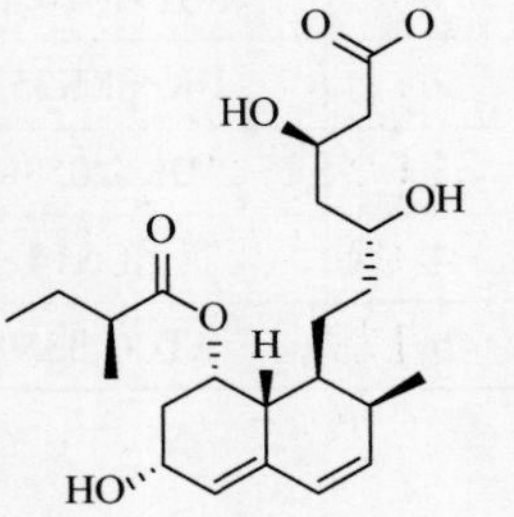

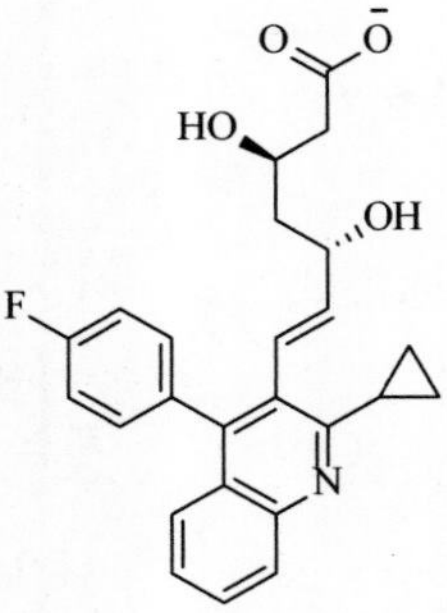

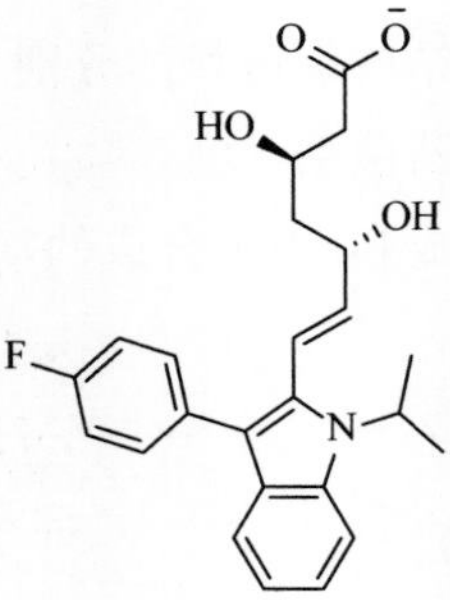

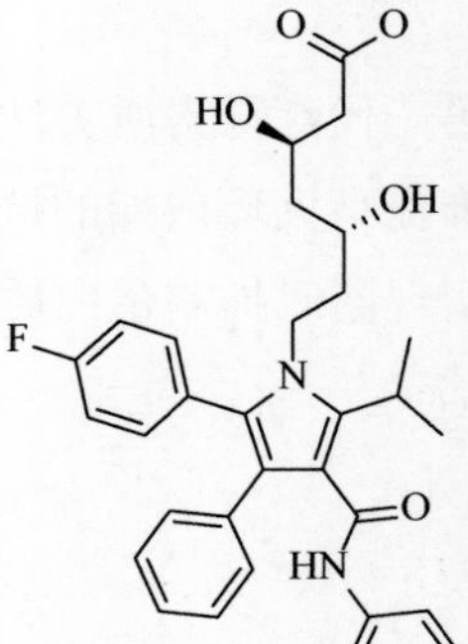

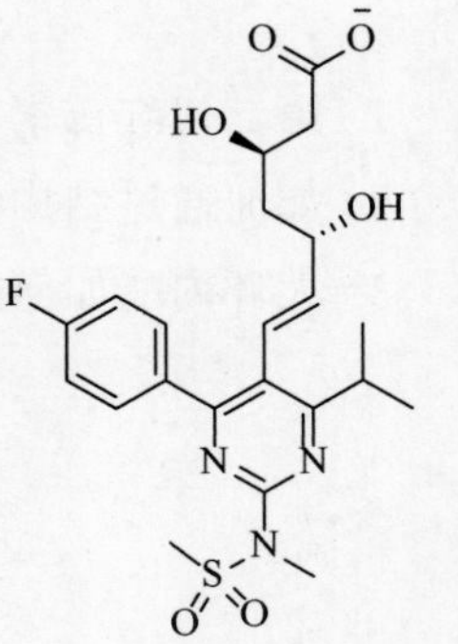

图 9.1 HMG-CoA 的结构以及临床常用的他汀类药物

HMG-CoA 还原酶是肝细胞合成胆固醇过程中的限速酶，催化底物 HMG-CoA 生成甲羟戊酸（MVA）。他汀类药物与 HMG-CoA 还原酶的亲和力比与 HMG-CoA 的亲和力约高 1 万倍，可通过抑制 HMG-CoA 还原酶而使内源性胆固醇的合成减少，从而达到降血脂的作用。

## 9.2  他汀类药物结构优化

德国病理学家魏尔肖（Rudolf Virchow）于 1856 年提出了动脉粥样硬化和冠心病的胆固醇假说。他认为，动脉粥样硬化和冠心病是由于体内胆固醇积聚在血管壁内部，导致血管狭窄和阻塞，从而引起心肌缺血和心绞痛。这一假说在当时引起了轰动，并为后来的研究奠定了基础。虽然现在已经知道冠心病的发病机制比简单的胆固醇假说更加复杂，但胆固醇仍然是冠心病的重要风险因素之一。

1956 年，美国默沙东的研究者证实甲羟戊酸是胆固醇合成的中间体。三年后，德国马普研究者发现了 HMG-CoA 还原酶。20 世纪 60 年代，Siperstein 证明 HMG-CoA 还原酶的功能是将 HMG-CoA 还原成甲羟戊酸。HMG-CoA 水溶性高，易于代谢，不易造成蓄积毒性。人体内的胆固醇来源主要有两种，既可以由身体合成，也可以从食物中吸收。然而，肝脏中产生的胆固醇远远超过了饮食中吸收的胆固醇，因此，HMG-CoA 还原酶成为抑制胆固醇新药开发的一个完美靶点。

日本生物化学家远藤章（Akira Endo）受到弗莱明发现产生抗生素物质的青霉菌启发，他认为细菌与人类一样也需要胆固醇，某种真菌可能会进化出某种物质，作为微生物的防御机制。因此，他大胆提出在真菌中寻找抑制 HMG-CoA 还原酶的物质。然而，这是一个很多科学家都不愿意尝试的工作。"就像买彩票一样，这是一个赌注。"远藤章在自述中回忆道。他从微生物库 6 000 多种发酵产品中随机筛选抑制 HMG-CoA 还原酶的物质，最终从桔青霉菌中筛选到美伐他汀。1974 年，远藤章在大鼠上做实验，美伐他汀却没有任何效果。三共的病理学家北野纪敏（Noritoshi Kitano）由于在做研究，一直在养下蛋的母鸡。北野纪敏了解到远藤章的困境，同意提供给远藤章一些母鸡做美伐他汀的实验。出人意料的是，接受美伐他汀两周后的母鸡血浆胆固醇降低了 34%，实验取得了巨大的成功。

受到启发后，美国默沙东从土曲霉菌中发现了洛伐他汀。与此同时，远藤章在刚到东京农业大学任职的前几个月，也独立发现了这种物质并申请了日本等许多国家专利。因此，美国默沙东只在当时还承认发现优先而非申请优先的美国拥有专利。洛伐他汀（9.2）与美伐他汀（9.9）几乎相同，除了前者在 3 位上多了甲基。高度类似的化合物却得到不同的结果，美伐他汀在 15 周的长期安全性实验中由于观察到恶性肿瘤而折戟沉沙，默沙东顶住压力，小心翼翼地对洛伐他汀进行两年期的安全实验评估，并未观察到任何异常。1987 年，洛伐他汀成为第一个上市的他汀类药物，并很快成为年销售额超过 10 亿美元的重磅炸弹。一个似乎微不足道的甲基成就判若云泥的命运，这在药物史上并不多见。

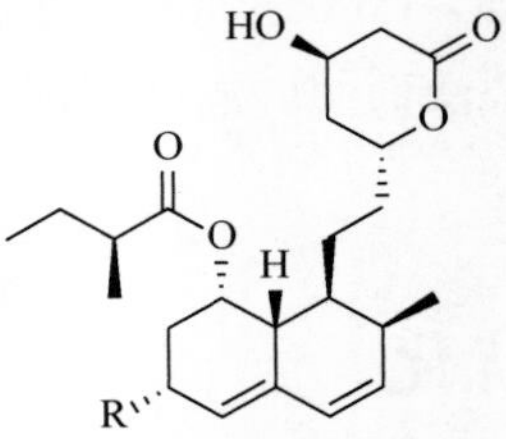

9.2, R=Me
9.9, R=H

作为天然产物结构，其含有手性中心的六氢化萘的改造成为结构修饰的难题：要么他汀类药物的构效关系面临半合成难以较大程度改变骨架的窘境，要么受困于全合成的高成本。经过努力，美国默沙东发现吡喃酮骨架可以成功替代六氢化萘。此后，日本兴合开发了 4-苯基喹啉（匹伐他汀，9.5），瑞士 Sandoz 开发了 3-苯基吲哚骨架（氟伐他汀，9.6），美国 Parke-Davis 开发了 2-苯基吡咯骨架（阿托伐他汀，9.7），日本盐野义、英国阿斯利康联合开发了 4-苯基嘧啶（瑞舒伐他汀，9.8），德国拜耳公司则开发了 4-苯基吡啶骨架（西立伐他汀，9.10）。这些不同的骨架一方面证实六氢化萘的确不是药效团，另一方面也为不同公司突破专利的限制奠定了基础(图9.2)。

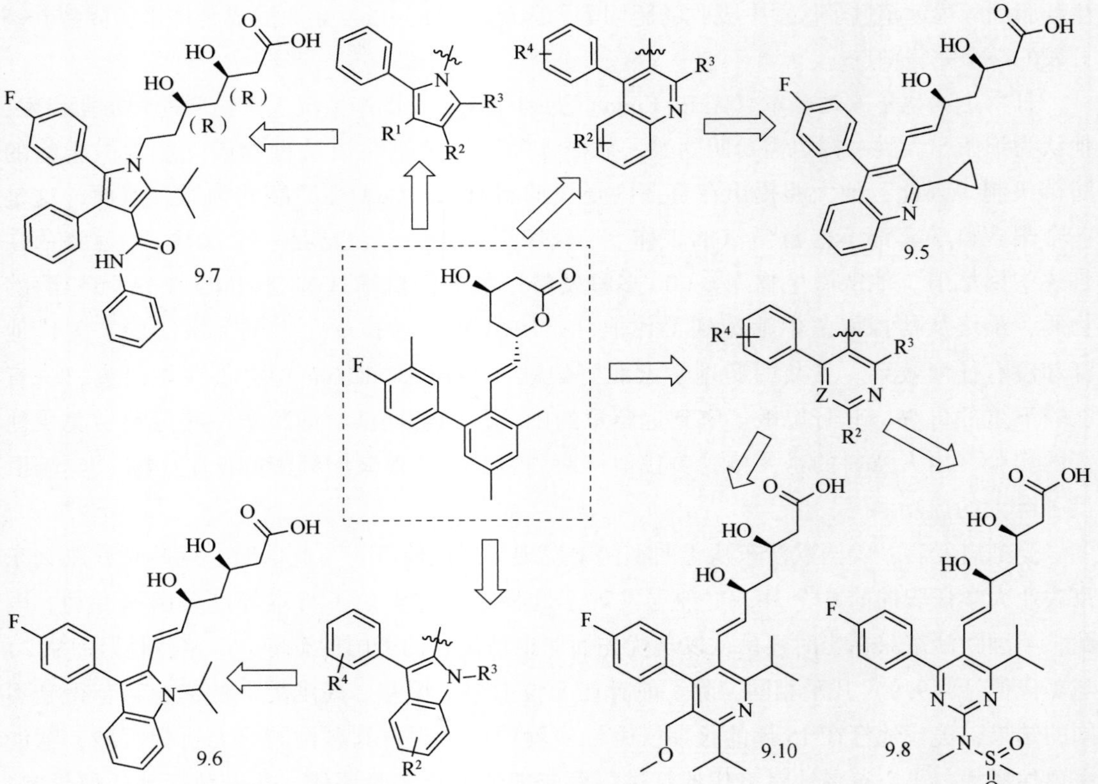

**图9.2　第二代全合成 HMG-CoA 还原酶抑制剂**

除了骨架以外，六元内酯环是前药，其在体内水解后得到的 3,5-二羟基庚酸侧链是甲羟戊酸（9.11）的类似竞争性抑制底物，是重要的药效团（图 9.3）。

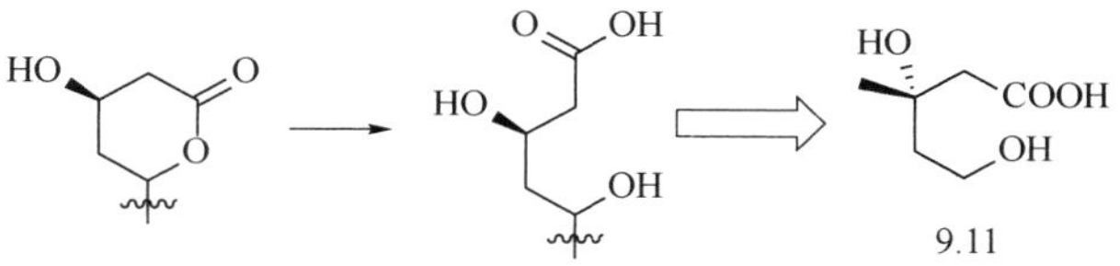

**图 9.3　六元内酯环开环结构与甲羟戊酸结构**

除了骨架跃迁和药效团开环的变化，构效关系的阐明也是优化活性的重要途径。以阿托伐他汀（9.7）的构效关系研究为例，首先，内酯环药效团与骨架连接链的长度研究显示，长度为两个亚甲基的距离较好（表 9.1）。其次，对骨架核心芳基吡咯的 $R^1$-取代基进行了研究。发现异丙基的取代基优于更短或者更长的基团，也优于环烃基（表 9.2）。

**表 9.1　连接链 L 对活性的影响**

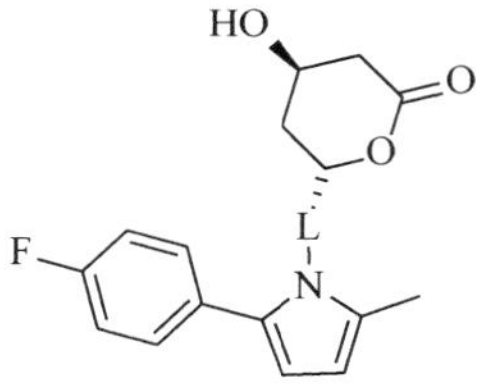

| 化合物 | L | $IC_{50}/(\mu mol \cdot L^{-1})$ |
|---|---|---|
| 9.12 | 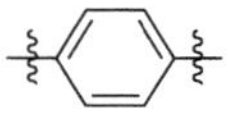 ⧃⟨苯⟩⧃ | 20 |
| 9.13 | —CH$_2$CH$_2$CH$_2$— | 53 |
| 9.14 | —CH$_2$CH$_2$— | 0.51 |
| 9.9（美伐他汀） | — | 0.026 |

最优化合物 9.16 的活性仍然劣于对照阳性药美伐他汀。接下来，对取代基 $R^2$ 和 $R^3$ 进行了优化（表 9.3）。虽然化合物 9.21 和 9.22 的活性很高，但是化合物 9.22 对啮齿动物具有较高的毒性而被放弃。化合物 9.23 作为外消旋体体现了较高活性，为此需要手性拆分。一般外消旋体可能出现以下 4 种情况：①一个有活性，一个没有；②都有活性，强弱相同或者不同；③具有不同的药理活性；④一个激动剂，一个拮抗剂。后两种情况必须拆分。结果发现，两个对应异构体的活性具有明显差异，其中，（+）-9.23 的活性远高于（-）-9.23，同时也比美伐他汀高 2 倍多。实际上，（+）-9.23 是阿托伐他汀的前药形式。2004 年，阿托伐他汀（9.7）作为第五个上市的他汀类药物反超了所有先行者，它不

但成为第一个年销售额超过百亿美元的超级重磅炸弹畅销药物，而且这一百亿美元年销售额水平竟然被维持了 7 年。

**表 9.2 取代基 R¹ 对活性的影响**

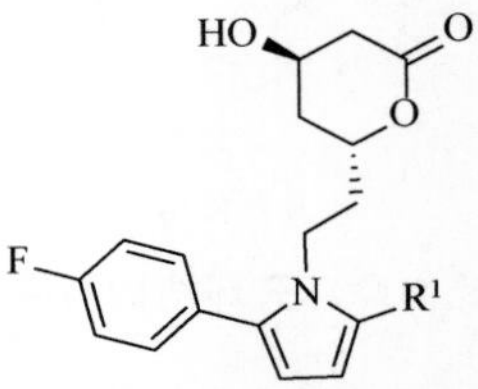

| 化合物 | $R^1$ | $IC_{50}/(\mu mol \cdot L^{-1})$ |
|---|---|---|
| 9.15 | —$CH_3$ | 0.51 |
| 9.16 | —$CH(CH_3)_2$ | 0.4 |
| 9.17 | —$C(CH_3)_3$ | 1.6 |
| 9.18 | —$CH(CH_2CH_3)_2$ | 20 |
| 9.19 | 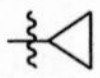 | 2.2 |
| 9.20 | 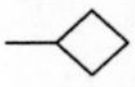 | 17 |
| 9.9（美伐他汀） | — | 0.026 |

**表 9.3 取代基 R² 和 R³ 对活性的影响**

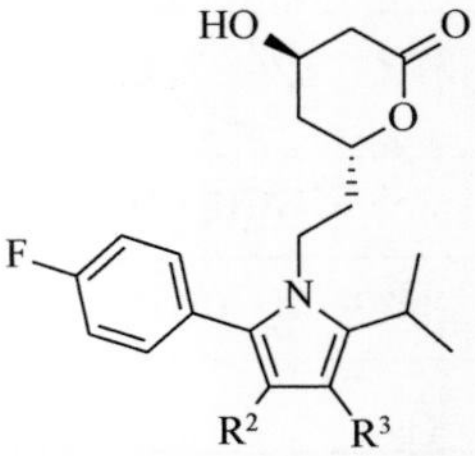

| 化合物 | $R^2$ | $R^3$ | $IC_{50}/(\mu mol \cdot L^{-1})$ |
|---|---|---|---|
| 9.21 | —Cl | —Cl | 0.028 |
| 9.22 | —Br | —Br | 0.028 |
| 9.23 | —Ph | —CONHPh | 0.025 |
| (+)-9.23（3R，5R） | —Ph | —CONHPh | 0.009 |
| (−)-9.23（3S，5S） | —Ph | —CONHPh | 0.44 |
| 9.9（美伐他汀） | — | — | 0.03 |

一般来说，上市的第一个药物能占市场的半壁江山，因此阿托伐他汀作为第五个上市

的他汀类药物，其在临床前的 8 年研究过程中就一直有被砍掉的风险。经过当时生物负责人 Roger Newton 和化学负责人 Bruce Roth 的力争，以及后来临床试验近乎赌博的孤注一掷的策略性行为（即采取与辛伐他汀、普伐他汀、洛伐他汀和氟伐他汀的头对头数据比较），才见证了这一药物开发史的奇迹。

## 思考题

1. 他汀类药物的作用机制是什么？人类是如何发现第一个他汀类药物的？

2. 他汀类药物的药效团是什么？为什么内酯环可以开环也可以闭环？

3. 他汀类药物的开发如何实现从天然骨架到人工合成骨架的跃迁？

# 第 10 章
# 构性关系优化案例——紫杉醇类药物

　　癌症已成为世界上最致命的疾病，其发病风险大，致死率高，严重影响患者的生存周期和生活质量。紫杉醇是一种从天然短叶红豆杉树皮中提取分离得到的四环二萜类有机化合物。紫杉醇因其独特的作用机制，能够特异性地针对性治疗多种癌症，尤其是在卵巢癌、乳腺癌等病例中效果明显，现已成为众多癌症化疗一线药物的重要组成部分。近年来，有关于紫杉醇的药理特性、分离提纯技术、生物化学结构以及相关衍生物的合成取得了重大进展，这为紫杉醇抗癌机制的进一步探究提供了重要依据。

## 10.1　紫杉醇类药物研究背景

　　1856 年，法国药剂师和化学家 Pierre-Joseph Pelletier 和 Joseph Bienaimé Caventou 在欧洲浆果红豆杉的叶片中提取到了粉末状碱性成分，后将其命名为紫杉碱。时隔 100 多年，1958 年，美国癌症研究协会斥资 250 亿美元，对红豆杉进行了细致研究，经过广泛的筛查发现红豆杉中富含多种抗癌成分。历经 8 年时间，美国国家癌症研究所（National Cancer Institute，NIC）的化学家 Mansukh C. Wani 和 Monroe E. Wall 终于在 1971 年首次从短叶红豆杉树皮中分离出该活性物质，与杜克大学的 Andre T. McPhail 合作，用 X 射线衍射确定了它的结构并命名为紫杉醇（图 10.1）。1976 年，紫杉醇被证明对 B16 黑素瘤和裸鼠异种移植瘤具有活性。1979 年，美国阿尔伯特·爱因斯坦医学院的生物化学教授 Susan Band Horwitz 和她的研究团队发现了紫杉醇独特的药理作用机制，引发了科学界的广泛关注，推动了紫杉醇的研究进程。1992 年 12 月，美国食品药品监督管理局正式下达通知，批准紫杉醇用于临床治疗卵巢癌。1993 年 12 月，紫杉醇被批准用于治疗乳腺癌。目前，紫杉醇已被公认为世界上可有效治疗癌症的药物之一。

　　紫杉醇（paclitaxel，10.1）是一种二萜类化合物，其分子式为 $C_{47}H_{51}NO_{14}$，分子量为853.92。紫杉醇的天然来源非常有限，目前主要是通过化学合成或半合成的方式来生产。此外，还有一些与紫杉醇类似的化合物，如紫杉醇类似物和半合成紫杉醇等，这些化合物在抗癌方面也具有潜在的应用价值。以下是一些常见的紫杉醇衍生化合物。

　　（1）紫杉醇类似物：这些化合物的结构与紫杉醇相似，但在环的取代基或立体异构体

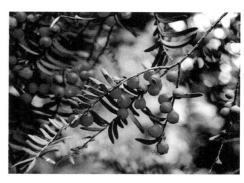

10.1，R¹=H，R²=Ac，R³=Ph
10.2，R¹=H，R²=H，R³=OᵗBu
10.3，R¹=Me，R²=Me，R³=OᵗBu

**图 10.1　抗癌药物紫杉醇来源及其基本结构**

上有所不同。例如，多西他赛（docetaxel，10.2）就是一种紫杉醇类似物，它具有更强的抗肿瘤活性和更好的药代动力学特性。

（2）半合成紫杉醇：这些化合物是通过从紫杉醇中提取核心结构，并对其进行半合成反应得到的。例如，卡巴他赛（cabazitaxel，10.3）就是一种半合成紫杉醇衍生物，和其他紫杉醇类药物一样，通过干扰癌细胞的微管骨架，抑制癌细胞的分裂和增殖。

（3）侧链修饰的紫杉醇：这些化合物通过在紫杉醇核心结构的侧链上引入不同的取代基得到。例如，紫杉醇聚谷氨酸酯（pcaclitaxel poliglumex）就是一种侧链引入可生物降解的聚谷氨酸酯（PGA）修饰的紫杉醇衍生物，PGA 组分有助于延长紫杉醇在体内的循环时间，使癌细胞暴露于药物的时间更长，这种延长的暴露时间有助于提高药物杀灭癌细胞的效果。

紫杉醇的分子结构非常复杂，由多个环和立体异构体组成。其中最显著的特征是一个具有三重键和 5 个立体异构体的大环，通常被称为"紫杉醇核心"。这个核心结构是紫杉醇发挥抗癌作用的关键。紫杉醇的作用机理主要是影响微管的正常功能，通过稳定与鸟苷二磷酸（GDP）结合的微管蛋白，致使快速分裂的癌细胞在有丝分裂阶段被限制而无法分离，将细胞阻断于细胞周期的 G2 与 M 期之间，使癌细胞复制受阻断而死亡（图 10.2）。癌细胞分裂时与细胞微管蛋白结合而具有细胞毒性，与此同时又能稳定细胞微管，防止解聚，阻断癌细胞的有丝分裂，从而起到抑制肿瘤生长的作用。

紫杉醇能否发挥作用，首先取决于其对微管蛋白聚合物的稳定作用。研究表明，微管蛋白聚合物的浓度在紫杉醇敏感细胞中较高，但在紫杉醇耐药细胞中较低。紫杉醇破坏了微管蛋白与微管之间连续聚合和解聚的动态平衡，使紫杉醇具有一定的细胞毒性，可能引起神经毒性、肌肉毒性和胃肠道反应。少数患者有明显的心血管不良反应，包括房颤、轻度冠心病、室上性心动过速和心律失常等。其次，紫杉醇可以导致肿瘤坏死因子受体的减少和释放。同时，它还可以促进白细胞介素和干扰素因子的释放，从而杀死或抑制癌细胞。

紫杉醇是二萜中抗癌活性最强的一种。作为一线抗癌药物，紫杉醇不仅在一定程度上

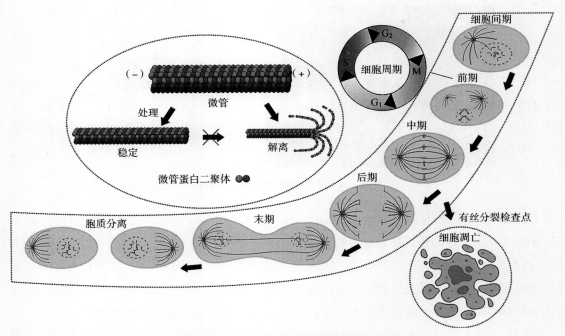

**图 10.2　抗癌药物紫杉醇的作用机制**

抑制癌细胞增殖，而且众多的临床试验表明，紫杉醇联合其他临床抗癌药物会产生积极效应，如增强抗癌效果、减少不良反应等。近年来，紫杉醇作为一种新型抗癌药物已经创造出巨大的经济效应和社会价值。当下有关紫杉醇的研究仍仅限于紫杉醇治疗癌症方面，相信在不久的将来会有更多的药用价值被发现。

## 10.2　紫杉醇类药物结构优化

癌细胞耐药不仅是紫杉醇化疗的一个难点，而且紫杉醇水溶性较低，在给药过程中也会出现问题。目前对紫杉醇结构的优化主要包括以下几个方面。

（1）调整芳香环的取代基。

芳香环的取代基可以影响分子的溶解度、亲脂性和抗癌活性。通过调整芳香环的取代基，可以改善其药代动力学和生物利用度，从而提高药效。

一种典型的紫杉醇类药物结构优化案例是多西他赛。这种药物的化学结构和紫杉醇非常相似，但在芳香环的取代基上存在差异。例如，将紫杉醇的 $R^3$ 位上的苯氧基改为叔丁氧基，可以显著改善药物的细胞毒性和水溶性，同时降低药物的副作用。此外，还可以对其他位置的取代基进行结构优化，如在 C-7 位上引入异丙基等基团，可以增加药物的稳定性和药效。

（2）优化脂肪酸侧链结构。

脂肪酸侧链可以影响药物在细胞内的作用，因此，对其结构进行优化，可以提高药物的作用效果，如引入氨基酸或糖基等结构可以增加药物的亲水性和靶向性。

近年来，为了改善紫杉醇的药代动力学特性，研究人员尝试通过对紫杉醇的脂肪酸侧链进行结构优化来提高其水溶性和药效学活性。例如，卡巴他赛属于一类称为"紫杉类化合物"的药物，与紫杉醇有着相似的结构和作用机制，经过多年的研究和开发，卡巴他赛被成功合成并开发为一种治疗晚期前列腺癌的化学疗法药物。卡巴他赛的结构是基于紫杉醇的基本结构，通过优化其脂肪酸侧链结构，将苯环替换成叔丁氧基，从而增强其药效和减少不良反应。

（3）调整酯化部位。

紫杉醇类药物的酯化部位可以影响药物的药代动力学和毒性。通过调整酯化部位，可以改变药物的代谢途径和药物的稳定性，从而提高药物的治疗效果和降低毒性。

在紫杉醇的结构中，酯化部位是指萜环与侧链之间的酯键，这是影响紫杉醇的药效学活性和药代动力学特性的关键结构之一。近年来，研究人员通过调整紫杉醇酯化部位的结构来改善其药代动力学特性和药效学活性。SB-T-1216（10.4）是一种紫杉醇衍生物，将酯化部位的 C-10 位置引入二甲胺基甲酰基。这种结构调整可以提高药物的水溶性和药效，并且在体内的稳定性也得到提高。研究表明，SB-T-1216 具有良好的体内抗肿瘤活性，并且对癌细胞的生长和转移具有明显的抑制作用。

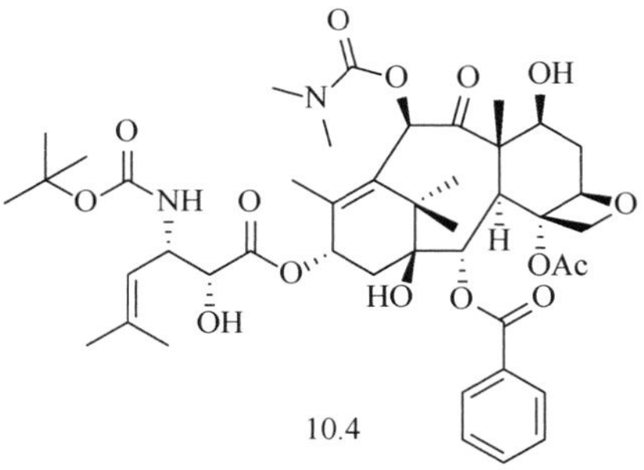

10.4

（4）优化药物剂型。

优化药物剂型是提高药物治疗效果的重要手段之一，对于紫杉醇类药物来说也不例外。以下是一些优化紫杉醇类药物剂型的策略。

①使用纳米技术：由于紫杉醇类药物的疏水性和毒性，传统的药物剂型在溶解度和稳定性方面存在问题。纳米技术可以制备纳米粒子，提高药物的生物利用度、溶解度和稳定性。例如，阿尔伯特·爱因斯坦医学院的研究团队开发了一种基于脂质体纳米技术的紫杉醇剂型，其稳定性和抗肿瘤活性均得到显著提高。

Ding 等也用紫杉醇和细胞穿膜肽（cell penetrating peptide，CPP）制备出了一种紫杉醇-CPP 纳米球（图 10.3），这种物质的设计基础为通过小分子自组装的超分子纳米结构

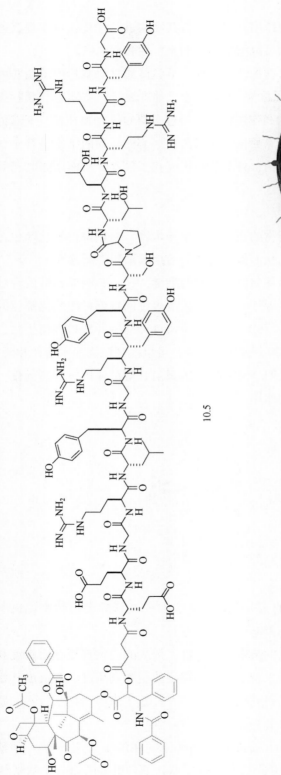

10.5

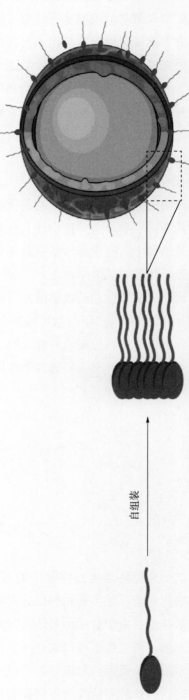

图 10.3 紫杉醇-CPP 共轭物的化学结构及形成紫杉醇-CPP 纳米球的原理

自组装

来控制疏水抗癌药物的运输。他们的研究发现，利用紫杉醇的自组装能力，可以得到一种直径为 130 nm 的纳米球，这种超分子纳米球的每个分子有 26.4% 的高载药量。这种纳米球不会损害紫杉醇的效力，被用作另一种抗癌药物多柔比星（doxorubicin）共递送载体。此外，通过对这种新型的紫杉醇-CPP 纳米球进行分析发现，这种新型的衍生物与原来的紫杉醇相比，并没有细胞毒性下降，即依旧保持着很高的癌细胞杀伤性。

　　②使用新型载体：除了纳米技术外，新型载体也可以用于改善紫杉醇的药物剂型。例如，研究人员以硬脂酸和泊洛沙姆为载体，制备了一种稳定的紫杉醇胶囊，可提高其口服生物利用度和稳定性。

　　Cui 等在研究中设计了一种方法，利用超分子丝作为载体，成功地将紫杉醇载入其中，形成了一种名为 PTX-Tau DA 的衍生物，如图 10.4 所示。然而，这种衍生物的载荷能力有限。该化合物中有一种来自 Tau 蛋白的 VQIVYK 肽，其能够增强微管的稳定性，并且可以形成丝状纳米结构，通过调节 Tau 蛋白的长度来调整载药量。同时，这种蛋白增强了其水溶性，以便组装和纯化。此外，该化合物在释放有效载荷之前，药物损失很小，其自组装纤维具有很高的稳定性。通过体外细胞实验发现，生物活性负载能够有效地释放，对抑制细胞增殖能力没有很大影响。

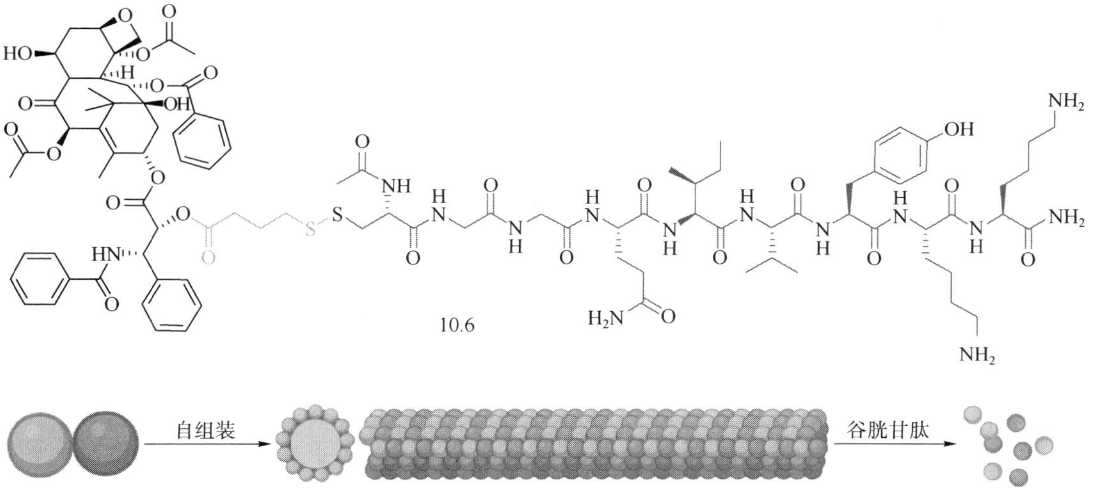

**图 10.4　PTX-Tau DA 的化学结构（10.6）以及其组装成超分子丝的原理**

　　③选择合适的给药途径：紫杉醇类药物的给药途径包括静脉注射、口服和局部给药等。在选择给药途径时，需要综合考虑药物的生物利用度、毒性和副作用等因素。例如，有研究表明，紫杉醇口服制剂可以提高患者的治疗便利性和生活质量。

　　传统紫杉醇的口服生物利用度较低，传统配方采用静脉给药，现已开发出提高口服生物利用度的替代品，如与壳聚糖、脂类衍生物、纳米酸盐、透明质酸-十八胺胶束和油基纳米载体结合的紫杉醇配方。

## 思考题

1. 紫杉醇的作用机制是什么？人类是如何发现第一个紫杉醇类药物的？

2. 根据以下结构分析紫杉醇的结构是怎样的，构效关系是怎样的。

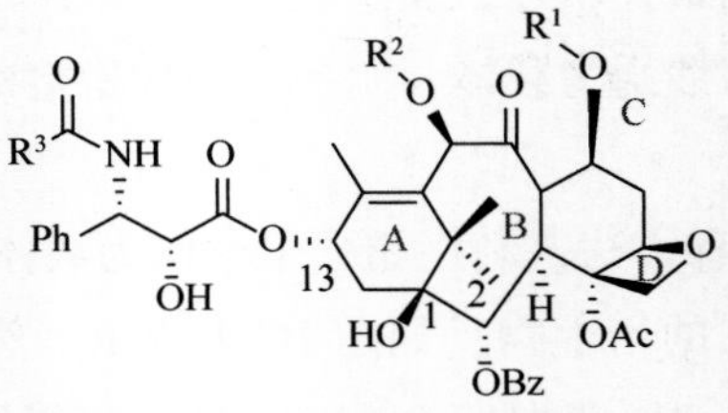

10.1，R¹=H，R²=Ac，R³=Ph
10.2，R¹=H，R²=H，R³=OᵗBu
10.3，R¹=Me，R²=Me，R³=OᵗBu

3. 概括紫杉醇的研究现状。

# 第 11 章

# 构性关系优化案例——青蒿素类药物

疟疾自古以来就是一种具有全球影响的衰弱性疾病，而且今天仍然是最广泛和最具破坏性的传染病之一。由于疾病的原因长期以来被错误地归咎于"糟糕的空气"，故疟疾的传播性和寄生性一直不为人所知，直到 19 世纪末，拉弗兰（Charles Louis Alphonse Laveran）和罗斯（Ronald Ross）的工作才让人们知道，属于疟原虫属的原生动物引起了疟疾，而按蚊是疟疾感染的主要媒介。这些研究结果使拉弗兰和罗斯成为诺贝尔生理学或医学奖最早的两位获奖者。

在该发现之后的几十年里，与该疾病的斗争取得了突破性进展。中国在 20 世纪 60 年代末发起的寻找疟疾治疗方法的攻势，最终导致了青蒿素的发现。青蒿素是一种具有独特化学结构的倍半萜内酯化合物，来自黄花蒿植物。青蒿素发现以来，它已成为最重要和最有效的抗疟药。

在许多方面，青蒿素都是一种真正迷人的药物。从其发现的动荡过程到其作为抗疟药的显著效力和影响，青蒿素自进入世界舞台就吸引了大量的关注，这并不奇怪。在发现 40 多年后，青蒿素仍然是我们抗击疟疾的堡垒，是所有主要抗疟疾疗法的基础。

青蒿素类化合物具有独特的过氧桥结构，对恶性疟疾具有显著的治疗作用，且不易产生耐药性。青蒿素及其衍生物还具有抗血吸虫病、抗癌、抗菌、抗炎、抗病毒、抗纤维化等药理作用。研究人员对青蒿素进行了结构改造，开发了一系列衍生物，例如双氢青蒿素、青蒿琥酯和蒿甲醚等。这些改造后的化合物不仅改善了青蒿素的物化性质，还提高了其药物活性和成药性。复方双氢青蒿素、复方青蒿素和复方蒿甲醚等制剂已经在临床上得到广泛应用。青蒿素的研究不仅有助于提高抗疟疾治疗效果，还有望给其他领域带来新的治疗方法和药物。相关研究仍在进行中，进一步深入探究青蒿素的机制和优化结构仍然具有重要意义。

## 11.1 青蒿素类药物研究背景

青蒿为菊科植物黄花蒿的干燥地上部分，味苦、辛，性寒，归肝、胆经，具有清虚热、除骨蒸、解暑热、截疟、退黄的作用，为临床清虚热的首选药物（图 11.1）。青蒿的使用在中国有着悠久的历史，最早可追溯到 2 000 多年前。1971 年，屠呦呦等科学家发现青蒿的提取物对鼠疟、猴疟有明显的治疗作用，并将其有效作用单体命名为青蒿素，这在抗疟药发展史上具有里程碑式的意义。青蒿素（11.1）为无色结晶，分子式为 $C_{15}H_{22}O_5$。1975 年，青蒿素立体结构被阐明，它是一种含有过氧桥结构的倍半萜内酯类化合物，不含氮杂环结构。因此，与氯喹、奎宁等传统抗疟药相比，其优点是疗效好、毒性低、不良反应少，缺点是复发率高，但可以通过与其他抗疟药联用解决。

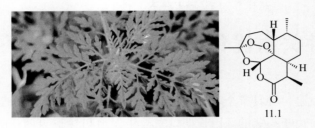

图 11.1　抗疟药青蒿素的来源及基本结构

青蒿素的确切作用机制尚未完全阐明。青蒿素本身是生物活性双氢青蒿素的前体药物，该代谢物在红细胞内经历内过氧化物环的裂解。当药物分子与血红素接触（与红细胞的血红蛋白相关）时，Fe(Ⅱ) 会破坏内过氧化物环，这个过程会产生自由基，进而损害敏感蛋白，导致寄生虫死亡。2016 年，青蒿素被证实可以与多个靶标结合，表明它以多模式的方式发挥作用。然而，游离 Fe(Ⅱ) 对于青蒿素中的过氧化物环部分并没有太大的影响，因此青蒿素在恶性疟原虫的红细胞内有更好的活性（图 11.2）。相比之下，临床实践表明，与其他抗疟药不同，青蒿素在寄生虫的所有生命周期阶段都有活性。

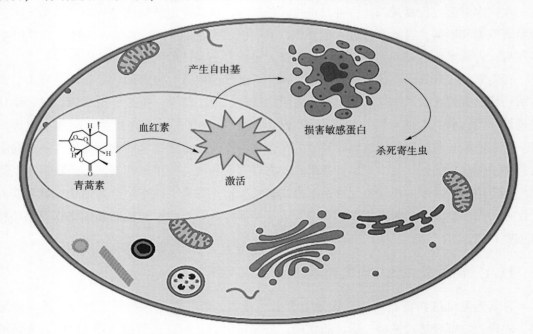

图 11.2　抗疟药青蒿素作用机制

　　随着研究的深入，青蒿素及其衍生物的药理作用不仅局限于抗疟疾，还有抗癌、抗炎、抗真菌、抗纤维化等作用（图 11.3）。在临床应用过程中，发现青蒿素水溶性和脂溶性均较差、稳定性差、口服生物利用度低，其血浆半衰期仅有 3~5 h，这些特点限制了其临床应用。为改善青蒿素的理化性质，科学家们对其结构改造进行了大量研究，合成了双氢青蒿素、青蒿琥酯、蒿甲醚、蒿乙醚等衍生物，并进行了药效筛选（图 11.4），下面主要介绍青蒿素的几个衍生物。

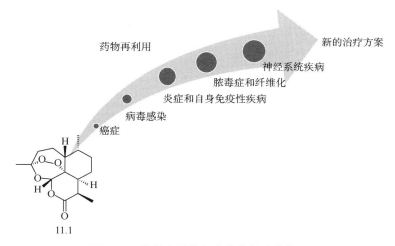

**图 11.3　青蒿素及其衍生物的新治疗作用**

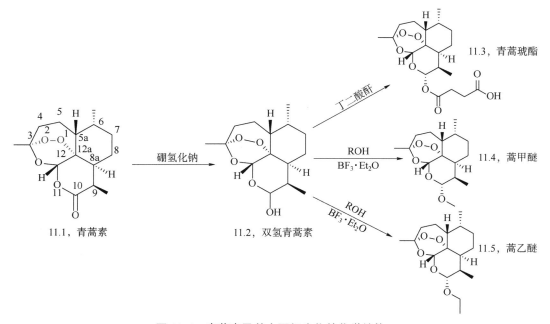

**图 11.4　青蒿素及其主要衍生物的化学结构**

（1）双氢青蒿素。

青蒿素（11.1）结构中的 C-10 位羰基经硼氢化钠还原成羟基就得到了双氢青蒿素（11.2），其分子式为 $C_{15}H_{24}O_5$，是青蒿素半合成工艺中最简单的化合物，双氢青蒿素可作为前体合成其他青蒿素类化合物。在对青蒿素的评价中，发现青蒿素及其衍生物经人体吸收后，主要通过转化为活性物质双氢青蒿素发挥药理作用，双氢青蒿素的抗疟效果较青蒿素提高了4~8倍，口服生物利用度提高了10倍以上，在治疗过程中疾病复发率较低，并且毒性更小，水溶性更好，但双氢青蒿素的稳定性低于青蒿素，水溶性仍然不理想。许多研究者致力于寻找新型载药材料、开发新剂型，以期改善双氢青蒿素的药剂学性质，提高其生物利用度，如双氢青蒿素缓释片、双氢青蒿素纳米粒、双氢青蒿素脂质体、磁性双氢青蒿素纳米脂质体等。

（2）青蒿琥酯。

青蒿琥酯（11.3）又称青蒿酯，分子式为 $C_{19}O_8H_{28}$，由双氢青蒿素和丁二酸酐经酯化得到，具有抗疟、抗病毒、抗炎、抗癌及免疫调节等药理作用，并且高效、速效、低毒，不易产生耐药性。青蒿琥酯为弱酸性药物，在体内转运方式主要为简单扩散，且较易透过生物膜。其 pH 值为 3.5~5.5，在酸性体液中离子化程度低，但可溶于弱碱性溶液，基于这一特点，可将青蒿琥酯制成注射剂、片剂、栓剂等剂型供注射、口服或直肠给药。青蒿琥酯钠是一种碱性盐，水溶性较好，作用迅速，耐受性好，可用于静脉给药或肌肉注射给药。

（3）蒿甲醚和蒿乙醚。

以双氢青蒿素为底物，用烃基取代 C-10 位羟基上的氢原子就得到了青蒿素的醚类衍生物，最典型的是蒿甲醚（11.4）和蒿乙醚（11.5），二者活性均比青蒿素高。青蒿素醚类衍生物的脂溶性较好，但水溶性较差，生物利用度低，直接注射易引起刺激，所以有学者将蒿甲醚包载于氨基蝶呤修饰的靶向纳米脂质体内，制备的氨基蝶呤修饰的蒿甲醚脂质体圆整均匀，相对稳定性较好，其体外释放研究结果显示，该脂质体能在体内长时间地缓释药物，可改善蒿甲醚的代谢和生物利用度情况。

（4）其他衍生物。

基于保留青蒿素独特的过氧桥结构，研究者们还合成了青蒿素的一些结构类似物、聚合物和结构简化物等，使青蒿素类化合物种类较为丰富。青蒿素二聚体由连接子连接两个青蒿素单体组成，常用的连接子有烷基、醚键、酯基等，与青蒿素单体相比，青蒿素二聚体具有药理活性强、不良反应小、理化性质好的特点。研究显示，青蒿素二聚体在体内外均显示优异的抗癌活性，且不同的连接子会对其抗癌活性产生较大影响。因此，可以通过改变连接子来优化青蒿素二聚体的性质。

## 11.2　青蒿素类药物结构优化

青蒿素类药物及其衍生物的结构和活性机制已经得到较好的研究，但是青蒿素本身具有一些局限性，如水溶性较差、生物利用度低、半衰期短等。因此，科学家们开始尝试通过对青蒿素结构的优化来解决这些问题。用于提高药物的类药性和克服一些临床上常见的副反应的方法，主要包括以下几种。

（1）衍生物合成。

通过合成新的青蒿素衍生物，可以改变其化学结构，从而提高其药效和药物性能。例如，可以引入新的官能团，如羟基、氨基、甲基等，以提高其水溶性和生物利用度。

青蒿素由于其化学结构复杂，生产成本高，因此研究人员一直在寻求合成青蒿素衍生物来改善其药物性能。蒿甲醚（artemether，11.4）是另一种半合成的青蒿素衍生物，其结构也与青蒿素类似，但在其萜环结构上引入了一个甲氧基官能团，这些官能团使蒿甲醚具有更高的脂溶性和更快的吸收速度，可以快速通过血脑屏障。此外，蒿甲醚还具有较长的半衰期，因此可以提供长时间的抗疟保护。

蒿甲醚的主要作用机制是通过抑制疟原虫的核酸合成来杀灭疟原虫。与青蒿素相比，蒿甲醚具有更强的抗疟活性和更长的持续时间，因此在治疗疟疾方面更为有效。除了治疗疟疾，蒿甲醚还可以用于治疗其他寄生虫感染和其他疾病，如肝囊虫病、银屑病和肺癌等。

（2）亲水基团引入。

由于青蒿素类药物的亲脂性较强，不易被人体吸收，因此可以通过引入亲水基团，如羟基、氨基、醇基、酯基等，增加其水溶性，提高其口服生物利用度和药效。

青蒿素由于疏水性较强，导致其在水中的溶解度较低，限制了其临床应用。因此，引入亲水基团来提高其溶解度成为青蒿素结构优化的一个重要方向。研究结果表明，在青蒿素分子中引入酯基基团，可以显著提高其溶解度和药代动力学性质，同时保持其抗疟活性不变。

青蒿琥酯（11.3）的结构使其更容易通过肠道屏障，更好地发挥其抗疟作用，从而提高其生物利用度。此外，青蒿琥酯还具有抗炎、抗氧化和抗癌等其他药理活性。

（3）改变母环的取代基。

青蒿素类药物的母环取代基的位置和性质对其药效和药物性能有重要影响。例如，改变母环取代基的位置和性质，可以提高其抗疟活性和选择性，减少其毒副作用。

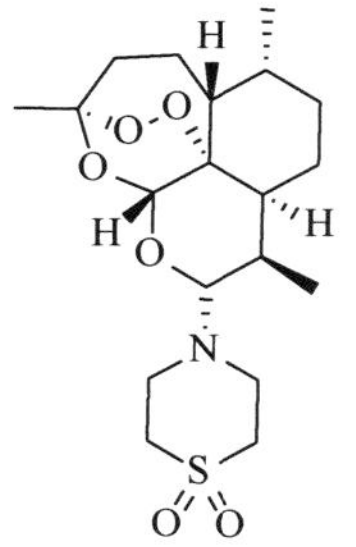

11.6

青蒿素改变母环的取代基是青蒿素结构优化的另一个重要方向，其中最典型的例子是二氢青蒿素（DHA）。除 DHA 之外，还有一些其他的青蒿素衍生物也是通过改变母环的取代基来进行结构优化的，如青蒿酮（artemisone，11.6），其母环上的取代基被优化为噻嗪环，该药物具有优异的抗疟活性，同时还具有较高的水溶性和生物利用度。青蒿酮的发现始于 1998 年，当时马克斯·普朗克感染生物学研究所的研究团队正在寻找新的抗疟药。他们对青蒿素的结构进行了改良，并成功地合成了一种新的化合物——青蒿酮。青蒿酮具有与青蒿素相似的抗疟活性，但与青蒿素相比，它的水溶性更高，生物利用度更好，因此可以更好地被人体吸收和利用。

研究人员随后进行了一系列体外和体内实验，证明了青蒿酮具有非常强的抗疟活性，并且能够有效地抑制多种疟原虫株的生长。随后，青蒿酮进入临床前研究阶段，并在 2007 年获得疟疾药物事业会（Medicines for Malaria Venture，MMV）的临床前候选药物地位。之后，青蒿酮经过严格的临床试验，并于 2013 年被批准在欧洲上市，成为一种新型的抗疟药。

（4）分子对称性优化。

对于一些对称的分子，可以通过调整其对称性，增加其药效和药物性能，其中最典型的例子是青蒿素二聚体（artemisinin dimer）。青蒿素二聚体是一种将两个青蒿素分子连接在一起而形成的分子对称性优化药物。青蒿素二聚体的结构优化可以通过两种方法来实现，即通过化学反应将两个青蒿素分子连接在一起，或通过微生物发酵法来合成。这种药物具有更高的抗疟活性，同时还具有更好的水溶性和药代动力学性质，因此可以更好地被人体吸收和利用。

（5）与其他药物联合使用。

青蒿素是一种非常有效的抗疟药，但是由于疟原虫的易变性和多重耐药性，单独使用青蒿素可能导致疗效不佳，疟原虫迅速产生耐药性。因此，通常将青蒿素与其他抗疟药联合使用，以提高治疗效果并减少耐药性的发生。这种联合用药的方法被称为联合疗法。常用联合疗法的例子如下。

①青蒿素–磷酸氯喹联合疗法：磷酸氯喹是一种口服的抗疟药，与青蒿素联合使用可以提高治疗效果，并减少疟原虫耐药性的发生。这种联合疗法已被广泛应用于疟疾的治疗。

②青蒿素–氨基喹联合疗法：氨基喹是一种口服的抗疟药，与青蒿素联合使用可以提高治疗效果，并减少疟原虫耐药性的发生。这种联合疗法通常用于治疗疟疾的复发和药物耐药性较高的情况。

③青蒿素–磷酸吡喹联合疗法：磷酸吡喹是一种口服的抗疟药，与青蒿素联合使用可以提高治疗效果，并减少疟原虫耐药性的发生。这种联合疗法通常用于治疗恶性疟疾和疟原虫的多重耐药性。

## 11.3　思政课程：为祖国科研人员自豪

中医对疟疾的记载可以追溯到几千年前，而将青蒿植物作为药材使用的情况也是如此。东晋时期（公元 317—420 年），葛洪的《肘后备急方》中首次提到青蒿是治疗疟疾症状的具体药方，随后的一系列中国医学史著作中提到了青蒿和其他缓解疟疾的技术，包括李时珍的《本草纲目》。这些丰富的古代知识后来被证明在发现和开发青蒿素方面发挥了作用。

在第二次世界大战后的几年里，强效杀虫剂二氯二苯三氯乙烷（DDT）和氯喹（CQ）等新型抗疟药的开发和应用，在防治疟疾方面取得了巨大进展。然而，世界卫生组织（WHO）在 20 世纪 50 年代开展的在全球范围内防治和消除疟疾的运动，最终遇到与抗药性有关的挑战。抗 DDT 病媒和耐药性寄生虫的出现导致该疾病反弹，尤其是在东南亚和撒哈拉以南非洲地区。这一挫折促使人们对新型抗疟药有迫切需求。由于越南战争和耐药性疟疾的流行，越南非战斗减员严重。中国政府也在这个时候开始努力进行疟疾研究，特别是一个名为"523 项目"（以其成立日期命名，即 1967 年 5 月 23 日）的国家项目被建立，以巩固全国范围内的疟疾研究。

1969 年，屠呦呦教授被选中领导该项目中的一个研究小组，重点是筛选中医药的新型抗疟药。这项工作在中国中医科学院的中药研究所进行。

屠呦呦和她的同事们从包括古代文献、民间传说和对从业人员的口头访谈在内的庞大的中医知识库中，从 2 000 多种草药的清单中挑选出约 640 种被认为是可能的"热门"草药。他们最终收集并测试了大约 200 种草药的 380 多种提取物（包括青蒿和青蒿提取物），大多数结果并不令人满意。然而，从 1971 年开始，青蒿提取物吸引了大家的注意力，因为它产生了有希望但不稳定的结果。这一发现促使人们重新审视文献，并实现了发现过程中最重要的突破。

回到最早的记录，即葛洪的《肘后备急方》中使用青蒿治疗疟疾症状的记录，屠呦呦指出，青蒿处方的说明涉及饮用浸在水中的青蒿植物的"汁液"。值得注意的是，说明中没有提到加热药物——这在中医处方中是很常见的事情。从文献和她自己的中医知识中，屠呦呦想到了修改提取工艺，即使用低温条件提取。从该工艺中产生的提取物通过分离酸性和中性相进一步纯化，以保留活性成分，同时减少原始提取物的毒性。在 1971 年 10 月左右进行的实验中，所产生的物质对啮齿类疟疾显示了惊人的 100% 有效性。在同年 12 月下旬进行的猴子疟疾实验中，这一显著结果被完全复制，从而毫无疑问地确定了青蒿提取物的功效。

突破已经取得，但药物开发的征程还没有完成。当时中国的条件使对新的候选药物进行临床试验以确定其对人类的安全性变得困难。由于疟疾研究具有季节性和时间性，为了加快这一进程，屠呦呦和同事们决定自愿作为第一批人体受试者进行毒性和剂量测定试验。这一行为确定了青蒿提取物清热解毒的安全性，使临床试验得以在 1972 年下半年立即进行。这些临床试验在海南省和北京的中国人民解放军 302 医院（现并入中国人民解放军总医院第五医疗中心）开展，证明了青蒿素治疗疟疾的成功，并为将青蒿素研究推向国家层面铺平了道路。随后，整个中国科学界的共同努力推动了青蒿素的进一步研究和发展。1972 年 11 月，屠呦呦的团队在中药研究所分离出了青蒿素本身，这是青蒿提取物的活性成分。该团队后来又开发了二氢青蒿素（DHA），其至今仍是药理上最相关的衍生物之一。在接下来的 10 年里，他们与中国其他机构合作，在药物开发方面开展了进一步的基础工作，包括确定青蒿素的立体结构和青蒿素的进一步衍生化。1981 年，在北京举行的疟疾化学治疗科学工作组第四次会议上，屠呦呦首次介绍了这些成果。1982 年，屠呦呦团队以"中国青蒿素及其衍生物合作研究组"的名义发表了这些成果的一系列论文。由此，青蒿素作为中国医学的礼物被送到了世界其他国家。

20 世纪 80 年代以后，青蒿素及其衍生物在中国被成功应用于治疗成千上万的疟疾患者。由于亚洲其他地方的抗药性疟疾问题继续恶化，不久之后，在这些流行地区开始了青蒿素的临床研究。一致且令人鼓舞的结果促进了此类研究的扩大，尤其是在非洲。

有证据表明，以青蒿素为基础的治疗，特别是与起效较慢的抗疟药如甲氟喹或哌喹联合使用，可显著改善寄生虫清除率，并迅速减轻无并发症和重症恶性疟原虫感染的症状。同时，它的耐受性被证明是非常好的，因为关于毒性和安全问题的报告仍然很少。在 10 多年的独立随机临床研究和集中分析中，青蒿素疗法的卓越疗效和安全性变得越来越清晰。最后，2006 年，世界卫生组织宣布全面采用青蒿素综合疗法（ACT）作为防治疟疾的一线治疗方法。今天，青蒿素综合疗法仍然是最有效和最值得推荐的抗疟疾疗法。

青蒿素综合疗法具有患者耐受性良好和价格低廉的特点，这使青蒿素成为一种特别值得开发其新功能的药物。事实上，青蒿素首次被世界所知以来，人们对青蒿素抗疟活性以外的药理作用的研究兴趣一直在稳步增长。虽然疟疾仍然是青蒿素被批准治疗的唯一疾病，但多年来，人们认真探索了青蒿素在抗癌、抗炎、抗寄生虫（疟疾之外）和抗病毒等方面的药理活性。

## 思考题

1. 简述青蒿素的抗疟疾作用原理。

2. 已知癌细胞具有更高的血红素代谢和合成水平，你是否能根据青蒿素的抗疟疾原理来分析青蒿素的癌症特异性基础？

# 第 12 章

# 药 物 专 利

专利是政府（如中国国家知识产权局）对具有新颖性和创造性并能够进行工业应用的发明所授予专利权人的专有权，以防止他人在未经发明人事先许可（例如通过专利许可）的情况下制造、使用、销售或进口基于专利发明的产品或方法。专利的内容包括摘要、背景信息、发明摘要、图表、说明书（关于发明如何制作以及如何使用的详细描述）和权利要求（保护的法律边界）。专利保护具有地域性和时间限制，仅限于其发布的国家或地区，通常是自专利申请提交之日起 20 年。药品专利可以延长，以补偿监管机构审查所花费的时间。

新药研发周期长达 10~15 年，研发费用高达 10 亿美元，而仿制药（generic drug）的投入仅为 10 万美元。因此，以专利法的形式对新药的知识产权进行保护，一方面是对创新者的投入进行补偿，是创新性药企赖以生存的重要保障；另一方面，专利的保护是有时间期限的，也是对公众利益的有力维护。如诺华公司的革命性药物伊马替尼（imatinib，中国电影《我不是药神》中的药物原型），2002 年进入中国市场时售价折合 300~400 元/片，而患者每天需要服用 4 片，治病负担非常沉重。到 2023 年，中国国产仿制药市售价格仅为 10 元/片。这表明原研药专利过期之后，其他厂家仿制药的涌入和竞争的确会大幅降低药品的市售价格。

目前全世界专利基本上都遵循先申请制度，即谁先申请谁有优先权。美国过去曾实施先发明制度，即谁先发明谁获得专利。每个专利都有特定时间，如优先权日、公开日、授权日和专利失效日等。因此，需要相关人员既要懂技术也要懂法律。

## 12.1　专利法律和相关公约的历史

1474 年 3 月 19 日，威尼斯共和国颁布了第一部关于专利权的法律。1790 年，美国第一部专利法规定，有益于国家的专利，其有效期自批准日起为 17 年。但在 1790—1836 年，美国的专利只授给美国国民。

1883 年，许多国家签署了一部国际公约《巴黎公约》，规定了外国公民享有国民待遇，成员国国民向一个缔约国申请专利后的 12 个月内享有优先权（即再向其他缔约国申请同样的专利时，后来的申请被视作在第一个申请提出的日期提出），各成员国的专利彼此独立，不受其他国家专利驳回、撤销或者终止的影响，各个国家可以采取措施防止专利权被滥用。

1984 年，中国加入《巴黎公约》。1985 年 4 月 1 日，中国专利法实施，替代了原先实行的奖励制度。

20 世纪 70 年代实施的两项公约给发明人带来了极大的便利，方便了对各国专利的申请，即提交一份申请，最终可以获得在申请中指定的数个国家的专利。这两个公约一个是在慕尼黑制定的《欧洲专利公约》（the European Patent Convention，EPC），另一个是在华盛顿制定的《专利合作条约》（the Patent Cooperation Treaty，PCT）。

以 PCT 为例，申请人可以向任何一个加入 PCT 国家的专利局提交国际申请，并可以使用该国接受的语言。在 PCT 国际阶段，PCT 指定的受理局会出具国际检索报告和书面意见，对专利的新颖性和创造性等进行评估审查，但是不会授予专利。若要获得 PCT 成员国的专利，需要申请人在主张的优先权日起 30 个月内（少数国家是 20 个月）为限进入 PCT 流程的国家阶段，由 PCT 成员国审查决定是否授予该国的专利。如果没有按期限提出进入国家申请，该 PCT 国际申请将会被终止。

## 12.2　专利资格

药物专利有四大类型：

（1）产品型，药物化合物发明，包括小分子类（如阿司匹林）、多肽类（如胰岛素）、蛋白质类（如单克隆抗体）、核酸类（如反义核苷酸、肽核酸）。

（2）方法型，如合成新工艺，以及新晶型、新剂型制备方法；

（3）新用途，药物分子在新适应证上的用途；

（4）复方，与其他药物分子的组合物。

不是所有的东西都可以申请专利，需具有"专利资格"。例如早期药物分子是不可以申请专利的，而只能采用合成工艺来保护，这导致开发不同的生产工艺就可以绕开专利保护。直到 1994 年，世界贸易组织（WTO）《与贸易相关的知识产权协定》规定，所有技术领域的产品和工艺，只要具有新颖性、创造性和实用性，WTO 成员均同意授予发明专利。

除美国等少数国家以外，绝大多数国家（包括中国）对人体和动物的诊断、治疗和手术方法都不授予专利保护，可以免费实施。

针对 DNA 序列是否可以授予专利呢？美国曾经有人提出一项旨在保护人类 BRCA1 基因序列及其在癌症诊断中应用的专利，美国最高法院最终裁定这仅仅是自然的产物，不符合专利资格，这一决定对美国专利商标局（USPTO）专利的审查批准政策产生了巨大影响。

## 12.3 专利保护的要求

一项专利要获得授权，必须满足以下要素，才可以被授权成为专利，具有可专利性（patentability）。专利的授权可以保护发明人在一定期限内对该发明或创新的独占权，以鼓励和保护科技和创新的发展。

### 12.3.1 新颖性

专利的新颖性是指专利申请的发明或创新在全球范围内是独创的，即该技术或产品没有被公开披露或者已有专利保护。具体而言，新颖性要求该技术或产品本身不应该已被披露于公众领域，也不能与公众所知的出版物记载的技术或者产品相同。这里出版物不仅包括专利文献，还包括期刊、图书、技术手册，以及正式公布的会议记录、技术报告、小册子、产品目录等。披露的时间认定则以出版物记载的出版或者印刷的时间为准，如果只记载到年月份，则以可以确定的月底（或年底）的最后一日为披露时间。出版物是否为公众所知的判定不受出版物所在的地理位置、出版语言或者获得方式难易程度的限制，此外，出版量、是否有人阅读过、申请人是否知道也是无关紧要的，但是标有内部发行并要求保密的除外。如果是申请人自己报道了相关技术，也会一样导致丧失新颖性，因此对重要的发明应该是先申请专利，之后再发表论文或者进行会议报告。

有些国家允许对新颖性一定的宽限期（grace period）。如中国宽限 6 个月，包括申请人于申请日之前在政府主办或者承认的国际展览会上展出，以及第三人未经申请人同意或者违背其意愿而予以公布这两种情况。美国除了以上两种情况外，专利申请前一年内的任何公开都不会导致申请时专利丧失新颖性。宽限期仅是一种补救措施，为了确保申请人的权益不受损失，建议还是尽可能先提交专利申请。

需要注意的是，不允许结合两个或者更多的公开特征去破坏新颖性。申请的化合物出现在先的一个取代基来自不同列表的专利通式中，虽然通过排列组合能覆盖，但是在实践操作中"选择发明"已经有被认定具有新颖性的实例。如抗精神病药奥氮平（12.1），它虽然被其他申请通式的两个取代基排列组合所覆盖，但是德国最高法院认可奥氮平仍然具有新颖性，如图 12.1 所示。

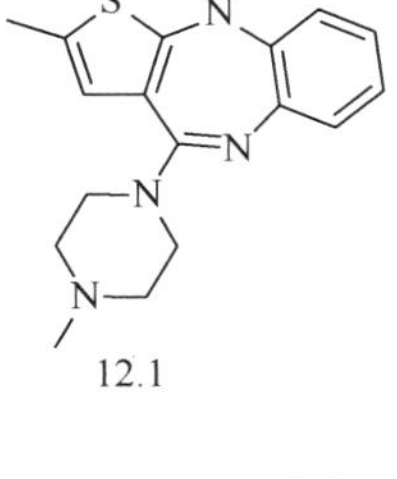

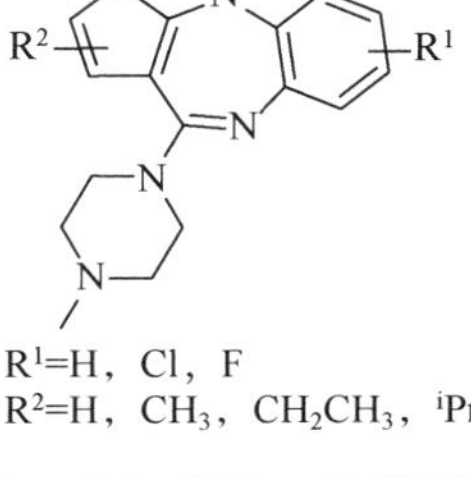

$R^1$=H, Cl, F
$R^2$=H, $CH_3$, $CH_2CH_3$, $^iPr$

**图 12.1** 以奥氮平为例对"选择发明"的说明

需要特别指出的是，专利有申请后可以 18 个月不公开的特点，因此在判断是否有新颖性时要注意这一障碍。这也是专利在申请中可以运用的一个策略。这将在"12.6　专利申请的流程"中详谈。

## 12.3.2　创造性

专利的创造性是指专利申请的发明或创新必须具备一定的创造性，即该技术或产品不能是已有技术或产品的简单组合或变化，必须有一定的技术含量和独特性。具体而言，创造性要求申请的发明或创新必须满足"有发明步骤"和"有显著进步"的要求。为了更好地理解创造性，欧洲专利局法律上诉委员会主席 R. Singer 指出，技术知识分为三个层次：第一层次是众所周知的现有技术；第二层次是虽然新颖但是不具有创造性的技术，这个不能授予专利；第三层次是新颖的，具有创造性的并且能被授予专利保护的技术。

只有具备新颖性才考虑创造性，新颖性较好掌握，但是创造性需要与最接近的现有技术相比能够产生新的、进步的或者意外的技术效果。从法律的实践中来看，创造性的掌握尺度，各个国家也是不一样的。

（1）"选择发明"的目的就是从一群组合中发现一个亚类或者个体足以产生意外的效果，如前面所述的奥氮平，其创造性被欧洲专利局认可。选出的方案未能取得预料不到的效果，则不具备创造性。

（2）已知产品的新用途发明，是指将已知产品用于新目的的发明。如果新用途仅仅是使用了已知材料的已知性质，则该用途发明不具备创造性。

（3）要素关系改变的发明，是指发明与现有技术相比，其形状、尺寸、比例、位置及作用关系等发生了变化。如果要素关系的改变没有导致发明效果、功能及用途的变化，或者变化是可预料到的，则发明不具备创造性。

## 12.3.3　实用性

专利的实用性指专利所涉及的技术或产品必须具备实用性，即该技术或产品能够被实际应用，并且具备可行性、可制造性和实际价值。具体而言，专利所涉及的技术或产品必须满足以下条件。

（1）具有工业上的实用性，即该技术或产品可以在工业生产中得到应用。

（2）具有可制造性，即该技术或产品可以被制造出来，而不是仅仅停留在理论研究阶段。

（3）具有实际价值，即该技术或产品可以在市场上被销售或应用，可以为使用者带来实际的经济或社会效益。

申请专利时，专利申请人需要详细描述其发明或创新的实际应用和实用效果，并提供相关实验数据和实际应用案例来支持其申请。如果专利审查机构认为该技术或产品缺乏实用性，将不符合授权条件，将不予授权。

需要注意的是，专利的实用性是专利授权的基本要求之一，但也需要满足其他要素，如新颖性和创造性等。同时，不同国家和地区对于专利实用性的具体要求和标准可能存在一定的差异，专利申请人需要根据当地法律法规进行申请。

## 12.4　专利的限制性

专利的保护存在三个限制性。

（1）排他性限制，专利权的本质是排他权，而非所有权。这包含两个层面的内涵：一是没有专利权人的同意，其他任何人不能实施其发明权利；二是并非取得专利后就可以自由实施自己的发明，因为专利发明人在实施自己授权专利时不能侵犯其他专利，涉及其他专利权的，则需要其专利拥有人的授权，例如制剂专利的实施必须不能侵犯化合物专利。

（2）地域性限制，专利只保护存在专利授权的国家境内，实际上全球各个国家都保护的申请费和维持费是笔巨大的费用，因此绝大多数专利只会申请少数重要的国家地区，如美国、中国、欧洲、日本等。据艾美仕市场研究报告 *Lifetime Trends in Biopharmaceutical Innovation* 统计，新药上市后的前 5 年全球销售额的 61% 以上来自美国市场，美国是全球最大的医药消费市场。

（3）时间性限制，最初各国专利保护时间长度和计算方法并不统一，目前基本上是自申请日起计算为 20 年（美、日等国可以进一步延长最长 5 年时间，以补偿在 FDA 注册的时间）。同时，专利也会因不缴费或者被诉讼无效而失去保护。美国礼来的氟西汀在欧洲的专利本应在 1995 年到期，但是由于在英国申请了专利保护期限延长，其在英国的 80% 收入来自专利到期后的 5 年延长期中。

合理的布局可以形成专利壁垒。进行新药开发时，既需要认真分析已公开的各国专利以及其他文献情况，同时也需对自己拟申请的专利内容提前布局，例如何时申请化合物专利，何时申请工艺、制剂、晶型和复方等专利。需要指出的是，何时公开申请书也需要斟酌，因为任何技术公开都会构成现有技术，对他人和自己后续类似专利的申请都会制造障碍。

## 12.5　专利布局

化合物专利申请之后还可以申请其他专利，对化合物专利形成严密的保护网，这样不仅使药物得到全方位的保护，同时还可以有效地延长其占有市场的实际保护期和控制期。药物专利具体包括较窄范围的通式化合物、具体化合物、消旋体中的对映异构体、化合物的晶型、药用盐、前药、溶剂化合物或者水合物、新的用途、改变给药途径或者提高生物利用度的剂型、与其他药物的复方、制备工艺、制备药物的中间体、中间体的制备方法、化合物的衍生物等。

在化合物的晶型专利中，尽可能同时提出多种表征方法，以防一种方法可能不足以与其他晶型区别，其中包括 X 射线单晶、X 射线粉末衍射、固体核磁、红外、热分析等。同时，新晶型常常并不足以支持创造性，还需要在说明书中给出新晶型具有何种技术效果。

药用盐中最常用的是盐酸盐（碱性药物）和钠盐（酸性药物）。但是目前药物专利通常都包含常见盐的枚举，如果申请新的盐，就必须证明有突出的、意外的技术效果。

药物组合物中要求用组合物的组分或者含量来表征，具体有开放式和封闭式两种表达方式。开放式的表达方式包括"含有，包括，包含，基本含有，主要由……组成，基本组成为，主要组成为"，这些表示组合物还可以含有权利要求中未列出的组分，保护范围较大。封闭式的表达方式包括"由……组成，组成为"，其表示只有这些所列出的组分组成，没有别的组分，但可以含有微量的杂质。例如：①一种治疗心脏病的药物，它含有红参 1~3 份、水蛭 0.5~1.5 份和地龙 0.5~2 份；②一种治疗心脏病的药物，它由红参 1~3 份、水蛭 0.5~1.5 份和地龙 0.5~2 份组成。后者的保护范围较小。但是需要注意的是，前者在说明书中必须给出权利要求中未指出的其他组分，否则无法得以支持。

## 12.6　专利申请的流程

中国专利法规定，申请说明书最晚会在 18 个月内自动公开，但申请人可以提前公开。这一段时间可以形成抵触申请，即他人并不知该专利的存在，但是同样的专利不能反复授予，所以对于后申请的专利新颖性有伤害。法律规定，在申请日以前，任何单位或个人就同样的技术已向专利行政部门提出过申请，并且记载在申请日以后公布的专利申请文件或者公告的专利文件中，那么这一申请就被称为专利申请的抵触申请。需要注意的是，抵触申请不是已知公开文献，因此对于后申请的创造性的评价无影响。三年内，申请人必须提出实质审查，专利审查员会对专利的新颖性、创造性、实用性等进行检索和质询，经过答辩和相应的修改后，有可能被授予专利，也有可能被驳回。同时，他人也可以对授权的专利提出无效申请，其中通过破坏新颖性的证据最容易实现无效，破坏创造性则相对较难，需要证明其是显而易见的。

新药研发有发现阶段、开发阶段和临床研究阶段。通常情况下，会在发现阶段的酶或者细胞水平等体外实验数据获得之后提出专利申请。但具体时间也要根据该领域的竞争激烈程度以及公司研究的进度来决定，以确保专利保护的力度。申请过早会导致药物上市后独占时间较短，申请过晚则有可能被对手抢先而丧失先机。在申请之前，还需要再彻底地进行检索，特别是检索是否有破坏新颖性和创造性的文献，并以此为依据给出实例，也需要包含测试方法及其结构、活性数据，避免无法授权或者授权之后又被无效。2002 年，恒瑞医药对美国礼来 1993 年在中国申请的 93117097.4 号专利提出无效申请并成功。该专利要求保护雷洛昔芬用于治疗或者预防人类骨质疏松症，但是恒瑞医药提供了一篇 1987 年在 *Breast Cancer Research & Treatment* 上发表的论文，论文结论是雷洛昔芬能逆转雌激素所引起的雌性大鼠的骨质疏松症。恒瑞医药认为大鼠是临床试验前常用的动物模型，通常认为大鼠有效可以推测在人类身上也有效，因此不具有创造性。

专利在申请后的 18 个月内可以选择提前公开，也可以选择不提前公开。提前公开就是已知知识技术，成为创造性评价的重要依据。提前公开有利的是会加速评审授权进程，同时也给对手申请专利时的创造性制造障碍，给相似专利在创造性的证明上制造难度，迫使对手放弃或者缩小保护范围。不利的是，提前公开也会给自己后续的改进造成困难，而且公开后无法再选择以技术秘密形式保护其中已披露的技术诀窍。不提前公开可以使对手摸不清楚自己的进展，在专利布局上有可能成为对手的抵触申请。此外，一旦无法 12 个月内按时申请 PCT，还有一条备选途径，即撤销未公开的专利申请，选择 PCT 专利申请，此后再进入中国和其他国家。另外，专利只有公开后才能有临时保护，在公开之后和授权之前这段时间有权利要求使用该专利的他人支付使用费，而未公开则无法获得临时保护。但是，临时保护期内专利权人既不能主张惩罚性赔偿，也不能禁止他人对专利临时保护期内制造、销售被诉专利侵权产品的后续使用、销售，其保护力度远不如授权后的专利权侵权之诉。

国内专利申请流程一般包括以下步骤（图 12.2）。

（1）收集申请资料：准备专利申请书、说明书、权利要求书、绘制图样等资料。

（2）咨询专利代理机构：向专利代理机构咨询专利的申请流程、技术方案和专利法律问题。

（3）申请人提交申请：向国家知识产权局递交申请材料。

（4）形式审查：国家知识产权局对申请材料进行形式审查，确定申请文件是否齐全、符合规定。

（5）实质审查：国家知识产权局对申请的技术方案进行实质审查，审查专利的新颖性、创造性和实用性等要求。

（6）公告和复审：实质审查合格的专利申请，国家知识产权局会公告，公示专利申请信息，供社会监督。如果专利申请被驳回，申请人可以提出复审。

（7）授权和年费缴纳：如果专利申请获得批准，国家知识产权局将颁发专利证书。同时，申请人需要在每年的定期缴费期限内缴纳年费，以维持专利的法律有效性。

PCT 专利申请流程包括以下步骤（图 12.3）。

（1）提出申请：向 PCT 的专利合作机构（如世界知识产权组织）提交 PCT 申请，同时支付申请费用。

先在国内申请的，自国内申请日起的 12 个月内，要求国内申请的优先权，向受理局提交 PCT 申请，提交当日为国际申请日，国内申请日为优先权日。

（2）国际检索：自国际申请日起的 16 个月内，国际检索单位出具国际检索报告和书面意见。

（3）国际公布和审查：自国际申请日起的 18 个月内，世界知识产权组织国际局进行

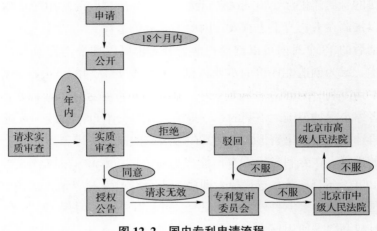

**图 12.2　国内专利申请流程**

专利申请文件的国际公布；自国际申请日起的 22 个月内，申请人可请求进行国际初步审查。国际初步审查是可选项，这一步骤为申请人主动提出申请并缴纳相关费用才启动；自国际申请日的 28 个月内，国际初步审查单位出具国际初步审查报告。

（4）进入国家阶段：自国际申请日起的 30 个月内，申请人可以根据需要进入每个国家的专利审查程序。

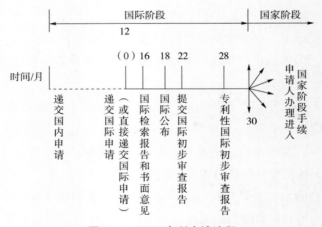

**图 12.3　PCT 专利申请流程**

## 12.7　药物专利中的马库什结构

1920 年，尤金·马库什（Markush 的音译）在其一项美国专利的权属要求中，首次以化学通式的形式来表征一组特定化合物的集合，从此，采用这种形式撰写的权属要求被称为马库什权利要求。

撰写新化合物专利时，要做到：第一，要围绕制备的化合物提炼马库什结构，尽量合理扩大保护范围，在实施例中尽量列举更多有代表性的结构，如链接基团长度的变化，饱和、不饱和的变化，直链、支链、环烃的变化，不同单、稠、联杂环的变化，取代位点和取代基数目的变化等，实施例越多越有力地支持权利要求的范围；第二，一定要充分公开，如化合物的结构表征数据和生物活性数据，相关的结构测试方法、活性测试条件等，如果能加入与已知近似结构的活性数据对比，则可以更好地支持创造性；第三，在所有化合物的基础上进行可变基团的层次概括，形成层次递进的保护体系。从属权利优选或者限定更小范围的通式化合物，也可以是重要的具体化合物。

实质审查中要求马库什权利要求具有单一性：所有可选择化合物具有共同性能或作用，而且所有可选择化合物具有共同的结构，且共同结构能够构成它与现有技术的区别特征，并对通式化合物的共同性能或作用是必不可少的；或者在不能有共同结构的情况下，所有的可选择要素应属于该发明所属领域中公认的同一化合物类别。

申请号为 97126347.7 的中国专利曾经卷入了第一三共药业与万生药业的无效诉讼，其涉及马库什结构的修改之争，最后最高法院一锤定音：马库什权利要求应当被视为马库什要素的集合，而非众多化合物的集合。允许专利权人在无效阶段对任一变量和任一选项进行删除式修改，但是马库什权利要求的修改应当严格限制，修改原则应当是不能因为修改而产生新性能和新作用的一类或单个化合物。

## 12.8  专利侵权

专利侵权是指未经专利权人许可，他人在专利权有效期内对专利技术进行了制造、使用、销售、进口等侵犯专利权人专利的行为。专利侵权是一种知识产权侵权行为，其性质与其他知识产权侵权行为相似，如商标侵权、著作权侵权等。专利侵权主要分为直接侵权和间接侵权两种形式。直接侵权是指他人在专利权有效期内，对专利权人的专利技术进行了直接的制造、使用、销售、进口等侵权行为；而间接侵权则是指行为人知道或者应当知道自己提供的产品或者方法会被他人用于侵犯别人专利权时，仍然提供产品或者方法给他人使用，从而构成的侵权行为。

专利侵权的判定是对不同专利权属要求（claims）中的要素进行比对。权属要求是专利文本中对专利权保护范围的定义，它由若干个要素组成，每个要素都描述了专利技术中一个特定的技术特征。专利侵权的判断需要比对涉案技术与专利权要求的保护范围，看涉案技术是否与专利权的权属要求要素完全一致或者部分一致。只有在涉案技术与专利权要求的要素完全或者部分一致的情况下，才能认定涉案技术侵犯了专利权。因此，在权利要求中记载的技术特征越少，其保护范围越宽；反之，限定特征越多，保护范围越窄。

在原研药的专利未到期的情况下，仿制药的研究需要遵守相关法律法规，尊重原研药的知识产权，并且需要获得原研药厂商的授权或者进行相关合法性评估。进行仿制药研究时，需要保护原研药的商业机密，并且不能侵犯原研药的知识产权。如果仿制药的研究和开发过程中侵犯了原研药的知识产权，仿制药厂商就可能会面临侵权风险和法律诉讼风险。当原研药的专利未到期的情况下，进行仿制药的研究主要是为了在原研药专利到期后尽快进入市场。这是一种合法的商业策略。当原研药专利到期后，仿制药可以进入市场，从而给患者提供更多的选择和更经济实惠的药品。同时，仿制药的研究和开发也可以促进药品市场的竞争，提高药品质量，降低药品价格，有利于保障公众的健康权益和利益。

## 12.9　思政课程：尊重知识产权

知识产权是指智力创造成果，包括发明，文学和艺术作品，外观设计，商业中使用的符号、名称和形象等。知识产权在法律上受专利、版权和商标等的保护，这让人们能够从发明或创造中获得承认或经济利益。通过在创新者的利益和广大公众的利益之间达成适当的平衡，知识产权制度旨在营造一个有利于创造和创新蓬勃发展的环境。

美国宾夕法尼亚大学的 Wafik S. El-Deiry 筛选国家癌症研究所（NCI）的免费分子库发现 TIC10 有抗癌活性。他申请专利 USP8673923 并授权 Oncoceutics 公司，TIC10 已经进入临床 Ⅰ/Ⅱ 期试验。美国斯克利普斯研究所的 Kim D. Janda 对 TIC10 进行合成，发现其无抗癌活性，但从 NCI 获得的样品是有活性的，最终他们发现具有活性的结构与专利文献报道不符合，于是在 *Angewandte Chemie International Edition* 上发表了论文，重新申请了专利，授权给 Sorrento Therapeutics 公司开发。其结构见图 12.4，错误的结构和正确的结构区别在于稠环的方式和一个取代基取代的位置不同，这很可能是美国宾夕法尼亚大学研究者依靠核磁谱图错误地还原结构所造成的。而斯克利普斯研究所研究者用单晶结构确认了正确的结构，并且完美地解释了发表的错误结构与真实的活性数据对不上的原因。

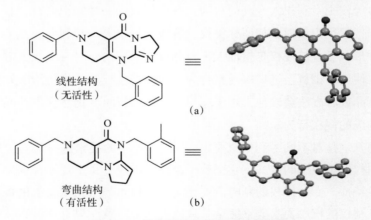

线性结构
（无活性）

(a)

弯曲结构
（有活性）

(b)

**图 12.4　抗癌活性分子 TIC10 的结构**
（a）通过核磁波谱解析的错误结构；（b）通过单晶鉴定的正确结构

这是首例因为化学结构式的重新认定而使已有的专利和临床试验受到严重威胁的案例。波士顿的专利律师 John P. Iwanicki 认为，即使 Oncoceutics 公司以前的专利中 TIC10 的结构式不正确，但以前的研究和已经发表的关于 TIC10 生物活性的研究成果，也会对斯克里普斯研究所的专利申请的批准产生障碍。

## 思考题

1. 实质审查中，决定是否可以授权一个专利的三要素分别是什么？

2. 马库什结构是什么？如何撰写化合物专利？

3. 专利的技术特征是越多越好吗？为什么？

4. 有哪些类型的药物专利可以申请？在药物开发中，如何进行不同类型专利的合理布局？

# 参 考 文 献

[1] SNEADER W. The discovery of aspirin: a reappraisal [J]. British Medical Journal, 2000, 321 (7276): 1591-1594.

[2] DESBOROUGH M J R, KEELING D M. The aspirin story—from willow to wonder drug [J]. British Journal of Haematology, 2017, 177 (5): 674-683.

[3] YANG F, HANON S, LAM P, et al. Quinidine revisited [J]. The American Journal of Medicine, 2009, 122 (4): 317-321.

[4] SERDOZ L V, RITTGER H, FURLANELLO F, et al. Quinidine—a legacy within the modern era of antiarrhythmic therapy [J]. Pharmacological Research, 2019 (144): 257-263.

[5] LANGTRY H D, CAMPOLI - RICHARDS D M. A review of its pharmacodynamic and pharmacokinetic properties, and therapeutic efficacy [J]. Drugs, 1989, 37 (4): 408-450.

[6] CISPLATIN GHOSH S. The first metal based anticancer drug [J]. Bioorganic Chemistry, 2019 (88): 102925.

[7] VENHUIS B J, DE KASTE D. Towards a decade of detecting new analogues of sildenafil, tadalafil and vardenafil in food supplements: a history, analytical aspects and health risks [J]. Journal of Pharmaceutical and Biomedical Analysis, 2012 (69): 196-208.

[8] DRUKER B J. Perspectives on the development of imatinib and the future of cancer research [J]. Nature Medicine, 2009, 15 (10): 1149-1152.

[9] RAMESH A N, KAMBHAMPATI C, MONSON J R T, et al. Artificial intelligence in medicine [J]. Annals of the Royal College of Surgeons of England, 2004, 86 (5): 334-338.

[10] LAMBERTI M J, WILKINSON M, DONZANTI B A, et al. A study on the application and use of artificial intelligence to support drug development [J]. Clinical Therapeutics, 2019, 41 (8): 1414-1426.

[11] BLASIAK A, KHONG J, KEET. CURATE AI: optimizing personalized medicine with artificial intelligence [J]. SLAS Technology, 2020, 25 (2): 95-105.

[12] FUSTER V, SWEENY J M. Aspirin: a historical and contemporary therapeutic overview [J]. Circulation, 2011, 123 (7): 768-778.

[13] SHUEV B V, DOTTS I B. Aspirin as a cyclooxygenase inhibitor in various complications of the gestational period [J]. Akusherstvo I Ginekologiia, 1992 (3-7): 10-14.

[14] IRWIN J J, STERLING T, MYSINGER M M, et al. ZINC: a free tool to discover chemistry for biology [J]. Journal of Chemical Information and Modeling, 2012, 52 (7): 1757-1768.

[15] CHEN C Y C. TCM Database@ Taiwan: the world's largest traditional Chinese medicine

database for drug screening in silico ［J］. The Public Library of Science, 2011, 6 (1): e15939.

［16］ FABRICANT D S, FARNSWORTH N R. The value of plants used in traditional medicine for drug discovery ［J］. Environmental Health Perspectives, 2001, 109 (suppl 1): 69-75.

［17］ JOO Y E. Natural product-derived drugs for the treatment of inflammatory bowel diseases ［J］. Intestinal Research, 2014, 12 (2): 103-109.

［18］ DING Y, WANG H, ZHENG H, et al. Evaluation of drug efficacy based on the spatial position comparison of drug-target interaction centers ［J］. Briefings in Bioinformatics, 2020, 21 (3): 762-776.

［19］ OH D Y, BANG Y J. HER2-targeted therapies—a role beyond breast cancer ［J］. Nature Reviews Clinical Oncology, 2020, 17 (1): 33-48.

［20］ ADAMS M D, KELLEY J M, GOCAYNE J D, et al. Complementary DNA sequencing: expressed sequence tags and human genome project ［J］. Science, 1991, 252 (5013): 1651-1656.

［21］ SCHNEIDMAN-DUHOVNY D, DROR O, INBAR Y, et al. PharmaGist: a webserver for ligand-based pharmacophore detection ［J］. Nucleic Acids Research, 2008, 36 (suppl 2): W223-W228.

［22］ PAZ O S, DE JESUS PINHEIRO M, DO ESPIRITO SANTO R F, et al. Nanomolar anti-sickling compounds identified by ligand-based pharmacophore approach ［J］. European Journal of Medicinal Chemistry, 2017 (136): 487-496.

［23］ HEIDER J, KILIAN J, GARIFULINA A, et al. Apo2ph4: a versatile workflow for the generation of receptor-based pharmacophore models for virtual screening ［J］. Journal of Chemical Information and Modeling, 2022, 63 (1): 101-110.

［24］ SLIWOSKI G, KOTHIWALE S, MEILER J, et al. Computational methods in drug discovery ［J］. Pharmacological Reviews, 2014, 66 (1): 334-395.

［25］ MORTIER J, DHAKAL P, VOLKAMER A. Truly target-focused pharmacophore modeling: a novel tool for mapping intermolecular surfaces ［J］. Molecules, 2018, 23 (8): 1959.

［26］ ZALLOUM H, TAYYEM R, BUSTANJI Y, et al. Discovery of new human epidermal growth factor receptor-2 (HER2) inhibitors for potential use as anticancer agents via ligand-based pharmacophore modeling ［J］. Journal of Molecular Graphics and Modelling, 2015 (61): 61-84.

［27］ MOY B, GOSS P E. Lapatinib: current status and future directions in breast cancer ［J］. The Oncologist, 2006, 11 (10): 1047-1057.

［28］ ROSENQUIST Å, SAMUELSSON B, JOHANSSON P O, et al. Discovery and development of simeprevir (TMC435), a HCV NS3/4A protease inhibitor ［J］. Journal of Medicinal

Chemistry, 2014, 57 (5): 1673-1693.

[29] ALLEN W J, BALIUS T E, MUKHERJEE S, et al. DOCK 6: impact of new features and current docking performance [J]. Journal of Computational Chemistry, 2015, 36 (15): 1132-1156.

[30] Lang P T, Brozell S R, Mukherjee S, et al. DOCK 6: combining techniques to model RNA-small molecule complexes [J]. RNA, 2009, 15 (6): 1219-1230.

[31] ZHANG X Y, HUANG H J, ZHUANG D L, et al. Biological, clinical and epidemiological features of COVID - 19, SARS and MERS and AutoDock simulation of ACE2 [J]. Infectious Diseases of Poverty, 2020, 9 (4): 10-20.

[32] GAILLARD T. Evaluation of AutoDock and AutoDock Vina on the CASF-2013 benchmark [J]. Journal of Chemical Information and Modeling, 2018, 58 (8): 1697-1706.

[33] JAGHOORI M M, BLEIJLEVENS B, OLABARRIAGA S D. 1001 Ways to run AutoDock Vina for virtual screening [J]. Journal of Computer-Aided Molecular Design, 2016 (30): 237-249.

[34] TROTT O, OLSON A J. AutoDock Vina: improving the speed and accuracy of docking with a new scoring function, efficient optimization, and multithreading [J]. Journal of Computational Chemistry, 2010, 31 (2): 455-461.

[35] SCHELLHAMMER I, RAREY M. FlexX-Scan: fast, structure-based virtual screening [J]. PROTEINS: Structure, Function, and Bioinformatics, 2004, 57 (3): 504-517.

[36] HOMER R W, SWANSON J, JILEK R J, et al. SYBYL line notation (SLN): a single notation to represent chemical structures, queries, reactions, and virtual libraries [J]. Journal of Chemical Information and Modeling, 2008, 48 (12): 2294-2307.

[37] PAGADALA N S, SYED K, TUSZYNSKI J. Software for molecular docking: a review [J]. Biophysical Reviews, 2017 (9): 91-102.

[38] MEANWELL N A. Improving drug design: an update on recent applications of efficiency metrics, strategies for replacing problematic elements, and compounds in nontraditional drug space [J]. Chemical Research in Toxicology, 2016, 29 (4): 564-616.

[39] APPERT E, MARTIN-MINGOT A, KARAM O, et al. Superacid-mediated late-stage aromatic polydeuteration of pharmaceuticals [J]. Chemistry-A European Journal, 2022, 28 (49): e202201583.

[40] WALSH J K. Pharmacologic management of insomnia [J]. Journal of Clinical Psychiatry, 2004, 65 (Suppl 16): 41-45.

[41] XIA L Y, WANG Q Y, CAO Z, et al. Descriptor selection improvements for quantitative structure-activity relationships [J]. International Journal of Neural Systems, 2019, 29 (9): 1950016.

[42] HERMOSILLA P, ESTRADA J, GUALLAR V, et al. Physics−based visual characterization of molecular interaction forces [J]. IEEE Transactions on Visualization and Computer Graphics, 2016, 23 (1): 731−740.

[43] NILCHAN N, PHETSANG W, NOWWARAT T, et al. Halogenated trimethoprim derivatives as multidrug−resistant staphylococcus aureus therapeutics [J]. Bioorganic & Medicinal Chemistry, 2018, 26 (19): 5343−5348.

[44] SUN H, TAWA G, WALLQVIST A. Classification of scaffold−hopping approaches [J]. Drug Discovery Today, 2012, 17 (7−8): 310−324.

[45] WAVHALE R D, MARTIS E A F, AMBRE P K, et al. Discovery of new leads against mycobacterium tuberculosis using scaffold hopping and shape based similarity [J]. Bioorganic & Medicinal Chemistry, 2017, 25 (17): 4835−4844.

[46] CHENG F, LI W, ZHOU Y, et al. admetSAR: a comprehensive source and free tool for assessment of chemical ADMET properties [J]. Journal of Chemical Information and Modeling, 2012, 52 (11): 3099−3105.

[47] DAINA A, MICHIELIN O, ZOETE V. SwissADME: a free web tool to evaluate pharmacokinetics, drug−likeness and medicinal chemistry friendliness of small molecules [J]. Scientific Reports, 2017, 7 (1): 42717.

[48] BANERJEE P, ECKERT A O, SCHREY A K, et al. ProTox−II: a webserver for the prediction of toxicity of chemicals [J]. Nucleic Acids Research, 2018, 46 (W1): W257−W263.

[49] DHANDA S K, SINGLA D, MONDAL A K, et al. DrugMint: a webserver for predicting and designing of drug−like molecules [J]. Biology Direct, 2013, 8 (1): 1−12.

[50] DONG J, WANG NN, YAO Z J, et al. ADMETlab: a platform for systematic ADMET evaluation based on a comprehensively collected ADMET database [J]. Journal of Cheminformatics, 2018 (10): 1−11.

[51] FERREIRA L L G, ANDRICOPULO A D. ADMET modeling approaches in drug discovery [J]. Drug Discovery Today, 2019, 24 (5): 1157−1165.

[52] BANSAL S, PAINE M F, UNADKAT J D. Comprehensive predictions of cytochrome P450 (P450) −mediated in vivo cannabinoid−drug interactions based on reversible and time−dependent P450 inhibition in human liver microsomes [J]. Drug Metabolism and Disposition, 2022, 50 (4): 351−360.

[53] CAVINA L, VAN DER BORN D, KLAREN P H M, et al. Design of radioiodinated pharmaceuticals: structural features affecting metabolic stability towards in vivo deiodination [J]. European Journal of Organic Chemistry, 2017, 2017 (24): 3387−3414.

[54] DOAN T, WORDEN L, HINTERWIRTH A, et al. Macrolide and nonmacrolide resistance with mass azithromycin distribution [J]. New England Journal of Medicine, 2020, 383

(20): 1941-1950.

[55] CALVET L E, MATVIIENKO S, DUCLUZAUX P. Network theory of the bacterial ribosome [J]. Plos One, 2020, 15 (10): e0239700.

[56] FAN B Z, HIASA H, LV W, et al. Design, synthesis and structure-activity relationships of novel 15-membered macrolides: quinolone/quinoline-containing sidechains tethered to the C-6 position of azithromycin acylides [J]. European Journal of Medicinal Chemistry, 2020 (193): 112222.

[57] LIN J, ZHOU D, STEITZ T A, et al. Ribosome-targeting antibiotics: modes of action, mechanisms of resistance, and implications for drug design [J]. Annual Review of Biochemistry, 2018 (87): 451-478.

[58] SVETLOV M S, SYROEGIN E A, ALEKSANDROVA E V, et al. Structure of Erm-modified 70S ribosome reveals the mechanism of macrolide resistance [J]. Nature Chemical Biology, 2021, 17 (4): 412-420.

[59] DUNKLE J A, XIONG L, MANKIN A S, et al. Structures of the Escherichia coli ribosome with antibiotics bound near the peptidyl transferase center explain spectra of drug action [J]. Proceedings of the National Academy of Sciences, 2010, 107 (40): 17152-17157.

[60] LIANG J H, LV W, LI X L, et al. Synthesis and antibacterial activity of 9-oxime ether non-ketolides, and novel binding mode of alkylides with bacterial rRNA [J]. Bioorganic & Medicinal Chemistry Letters, 2013, 23 (5): 1387-1393.

[61] MAGEE T V, HAN S, MCCURDY S P, et al. Novel 3-O-carbamoyl erythromycin a derivatives (carbamolides) with activity against resistant staphylococcal and streptococcal isolates [J]. Bioorganic & Medicinal Chemistry Letters, 2013, 23 (6): 1727-1731.

[62] ČIPČIĆ PALJETAK H, VERBANAC D, PADOVAN J, et al. Macrolones are a novel class of macrolide antibiotics active against key resistant respiratory pathogens in vitro and in vivo [J]. Antimicrobial Agents and Chemotherapy, 2016, 60 (9): 5337-5348.

[63] SEIPLE I B, ZHANG Z, JAKUBEC P, et al. A platform for the discovery of new macrolide antibiotics [J]. Nature, 2016, 533 (7603): 338-345.

[64] VELVADAPU V, PAUL T, WAGH B, et al. Desmethyl macrolide analogues to address antibiotic resistance: total synthesis and biological evaluation of 4, 8, 10-tridesmethyl telithromycin [J]. ACS Medicinal Chemistry Letters, 2011, 2 (1): 68-72.

[65] STANCU C, SIMA A. Statins: mechanism of action and effects [J]. Journal of Cellular and Molecular Medicine, 2001, 5 (4): 378-387.

[66] GALLEGO-JARA J, LOZANO-TEROL G, SOLA-MARTíNEZ R A, et al. A compressive review about Taxol Ⓒ: history and future challenges [J]. Molecules, 2020, 25 (24): 5986.

[67] WANI M C, TAYLOR H L, WALL M E, et al. Plant antitumor agents. VI. Isolation and

structure of taxol, a novel antileukemic and antitumor agent from Taxus brevifolia [J].
Journal of the American Chemical Society, 1971, 93 (9): 2325-2327.

[68] CORTES J E, PAZDUR R. Docetaxel [J]. Journal of Clinical Oncology, 1995, 13 (10):
2643-2655.

[69] DE WIT R, DE BONO J, STERNBERGC N, et al. Cabazitaxel versus abiraterone or
enzalutamide in metastatic prostate cancer [J]. New England Journal of Medicine, 2019,
381 (26): 2506-2518.

[70] GALIC V L, WRIGHT J D, LEWINS N, et al. Paclitaxel poliglumex for ovarian cancer
[J]. Expert Opinion on Investigational Drugs, 2011, 20 (6): 813-821.

[71] ŠKUBNÍK J, PAVLÍCKOVÁ V, RUML T, et al. Current perspectives on taxanes: focus on
their bioactivity, delivery and combination therapy [J]. Plants, 2021, 10 (3): 569.

[72] WEAVERB A. How Taxol/paclitaxel kills cancer cells [J]. Molecular Biology of the Cell,
2014, 25 (18): 2677-2681.

[73] ZHANG J A, ANYARAMBHATLA G, MA L, et al. Development and characterization of a
novel Cremophor © EL free liposome-based paclitaxel (LEP-ETU) formulation [J].
European Journal of Pharmaceutics and Biopharmaceutics, 2005, 59 (1): 177-187.

[74] ZHANG M, LI M, DU L, et al. Paclitaxel-in-liposome-in-bacteria for inhalation treatment
of primary lung cancer [J]. International Journal of Pharmaceutics, 2020 (578): 119177.

[75] WOHL A R, MICHEL A R, KALSCHEUER S, et al. Silicate esters of paclitaxel and
docetaxel: synthesis, hydrophobicity, hydrolytic stability, cytotoxicity, and prodrug potential
[J]. Journal of Medicinal Chemistry, 2014, 57 (6): 2368-2379.

[76] OIKAWA T, ONOZAWA C, KURANUKI S, et al. Dipalmitoylation of radicicol results in
improved efficacy against tumor growth and angiogenesis in vivo [J]. Cancer Science,
2007, 98 (2): 219-225.

[77] SOFIAS A M, DUNNE M, STORM G, et al. The battle of "nano" paclitaxel [J].
Advanced Drug Delivery Reviews, 2017 (122): 20-30.

[78] TIAN R, WANG H, NIU R, et al. Drug delivery with nanospherical supramolecular cell
penetrating peptide-taxol conjugates containing a high drug loading [J]. Journal of Colloid
and Interface Science, 2015 (453): 15-20.

[79] SONG C K, YOON I S, KIM D D. Poloxamer-based solid dispersions for oral delivery of
docetaxel: differential effects of F68 and P85 on oral docetaxel bioavailability [J].
International Journal of Pharmaceutics, 2016, 507 (1-2): 102-108.

[80] LIANG N, SUN S, GONG X, et al. Polymeric micelles based on modified glycol chitosan
for paclitaxel delivery: preparation, characterization and evaluation [J]. International
Journal of Molecular Sciences, 2018, 19 (6): 1550.

[81] WEERAPOL Y, TUBTIMSRI S, CHAIRUK P, et al. RETRACTED ARTICLE: enhanced dissolution and oral bioavailability of poorly water-soluble herb (Kaempferia parviflora) extract using solid dispersions: effect of surfactants and concentrations [J]. Journal of Pharmaceutical Investigation, 2021 (51): 243.

[82] WU L, ZHANG Q, MO W, et al. Quercetin prevents hepatic fibrosis by inhibiting hepatic stellate cell activation and reducing autophagy via the TGF-β1/Smads and PI3K/AKT pathways [J]. Scientific Reports, 2017, 7 (1): 9289.

[83] YU H, HOU Z, TIAN Y, et al. Design, synthesis, cytotoxicity and mechanism of novel dihydroartemisinin-coumarin hybrids as potential anti-cancer agents [J]. European Journal of Medicinal Chemistry, 2018 (151): 434-449.

[84] MA N, ZHANG Z, LIAO F, et al. The birth of artemisinin [J]. Pharmacology & Therapeutics, 2020 (216): 107658.

[85] TILLEY L, STRAIMER J, GNäDIG N F, et al. Artemisinin action and resistance in plasmodium falciparum [J]. Trends in Parasitology, 2016, 32 (9): 682-696.

[86] WINZELER E A, MANARY M J. Drug resistance genomics of the antimalarial drug artemisinin [J]. Genome Biology, 2014 (15): 1-12.

[87] CRAVO P, NAPOLITANO H, CULLETON R. How genomics is contributing to the fight against artemisinin-resistant malaria parasites [J]. Acta Tropica, 2015 (148): 1-7.

[88] KAKURU A, JAGANNATHAN P, MUHINDOM K, et al. Dihydroartemisinin-piperaquine for the prevention of malaria in pregnancy [J]. New England Journal of Medicine, 2016, 374 (10): 928-939.

[89] ADEBAYO J O, TIJJANI H, ADEGUNLOYEA P, et al. Enhancing the antimalarial activity of artesunate [J]. Parasitology Research, 2020 (119): 2749-2764.

[90] SISSOKO A, VÁSQUEZ-OCMÍN P, MACIUKA, et al. A chemically stable fluorescent mimic of dihydroartemisinin, artemether, and arteether with conserved bioactivity and specificity shows high pharmacological relevance to the antimalarial drugs [J]. ACS Infectious Diseases, 2020, 6 (7): 1532-1547.

[91] VAN DER MEULEN T, LEE S, NOORDELOOS E, et al. Artemether does not turn α cells into β cells [J]. Cell Metabolism, 2018, 27 (1): 218-225.

[92] ÇAPCI A, HERRMANN L, SAMPATH KUMARH M, et al. Artemisinin-derived dimers from a chemical perspective [J]. Medicinal Research Reviews, 2021, 41 (6): 2927-2970.

[93] PENG J, WANG Q, ZHOU J, et al. Targeted lipid nanoparticles encapsulating dihydroartemisinin and chloroquine phosphate for suppressing the proliferation and liver metastasis of colorectal cancer [J]. Frontiers in Pharmacology, 2021 (12): 720777.

[94] KEMIREMBE K, CABRERA M, CUI L. Interactions between tafenoquine and artemisinin-

combination therapy partner drug in asexual and sexual stage Plasmodium falciparum ［J］. International Journal for Parasitology: Drugs and Drug Resistance, 2017, 7 (2): 131-137.

［95］ EL-BESHBISHI S N, TAMAN A, EL-MALKY M, et al. First insight into the effect of single oral dose therapy with artemisinin-naphthoquine phosphate combination in a mouse model of schistosoma mansoni infection ［J］. International Journal for Parasitology, 2013, 43 (7): 521-530.

［96］ SCHLITZER M. Malaria chemotherapeutics part I: history of antimalarial drug development, currently used therapeutics, and drugs in clinical development ［J］. ChemMedChem: Chemistry Enabling Drug Discovery, 2007, 2 (7): 944-986.

［97］ VAN DER PLUIJM R W, AMARATUNGA C, DHORDA M, et al. Triple artemisinin-based combination therapies for malaria-a new paradigm ［J］. Trends in Parasitology, 2021, 37 (1): 15-24.

［98］ AWEEKA F T, GERMAN P I. Clinical pharmacology of artemisinin-based combination therapies ［J］. Clinical Pharmacokinetics, 2008 (47): 91-102.

［99］ HO W E, PEH H Y, CHAN T K, et al. Artemisinins: pharmacological actions beyond anti-malarial ［J］. Pharmacology & Therapeutics, 2014, 142 (1): 126-139.

［100］ ANTOÑANZAS F, JUÁREZ-CASTELLÓC, RODRÍGUEZ-IBEAS R. Pharmaceutical patents, R&D incentives and access to new drugs: new ways of progress at the crossroad ［J］. The European Journal of Health Economics, 2011 (12): 393-395.

［101］ THOMPSON B T, RANIERI V M. Steroids are part of rescue therapy in ARDS patients with refractory hypoxemia: no ［J］. Intensive Care Medicine, 2016 (42): 921-923.

［102］ FABRIS D. From the PHOSITA to the MOSITA: will "secondary considerations" save pharmaceutical patents from artificial intelligence ［J］. IIC-International Review of Intellectual Property and Competition Law, 2020, 51 (6): 685-708.

［103］ SIMOENS S, HUYS I. R&D costs of new medicines: a landscape analysis ［J］. Frontiers in Medicine, 2021 (8): 760762.

［104］ JACOB N T, LOCKNER J W, KRAVCHENKO V V, et al. Pharmacophore reassignment for induction of the immunosurveillance cytokine TRAIL ［J］. Angewandte Chemie, 2014, 126 (26): 6746-6749.

［105］ ［法］卡米尔·乔治·沃尔穆什. 实用药物化学（原著第三版）［M］. 蒋华良, 朱维良, 郭宗儒, 等译. 北京: 科学出版社, 2012.

［106］ 李仁利. 药物构效关系 ［M］. 北京: 中国医药科技出版社, 2004.

［107］ DI L, KERNS E. Drug-like properties: concepts, structure design and methods from ADME to toxicity optimization ［M］. Amsterdam: Elsevier Science Publishers, 2010.

［108］ MANNHOLD R, KUBINYI H, FOLKERS G, et al. Bioisosteres in medicinal chemistry

［M］. New York：John Wiley & Sons Inc.，2012.

［109］［匈］亚诺斯·费舍尔，［瑞士］克里斯汀·克莱恩，［美］韦恩·E. 柴尔德斯. 成功药物研发Ⅱ ［M］. 白仁仁，译. 北京：科学出版社，2021.

［110］郭宗儒. 药物分子设计 ［M］. 北京：科学出版社，2005.

［111］白东鲁，沈竞康. 新药研发案例研究——明星药物如何从实验室走向市场 ［M］. 北京：化学工业出版社，2014.

［112］白东鲁，沈竞康. 创新药物研发经纬 ［M］. 北京：化学工业出版社，2020.

［113］恩斯特·博伊姆勒. 药物简史 ［M］. 张荣昌，译. 桂林：广西师范大学出版社，2005.

［114］德劳因·伯奇. 药物简史 ［M］. 梁余音，译. 北京：中信出版社，2019.

［115］梁贵柏. 新药研发的故事 ［M］. 上海：上海三联书店，2014.

［116］欧阳石文. 医药生物领域发明专利申请文件撰写与答复技巧 ［M］. 北京：知识产权出版社，2017.

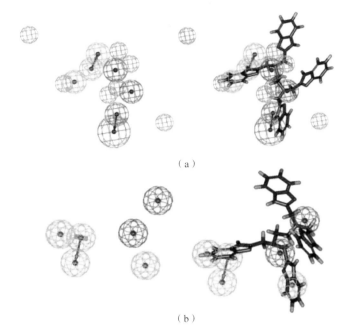

图 3.1　HER2 的药效团模型

（a）药效图 4/15；（b）药效图 9/12

（其中紫色矢量球代表氢键供体，蓝色球体代表疏水中心，红色球体代表正点中心，
橘色矢量球代表芳香环，灰色球体代表排除体积模型）

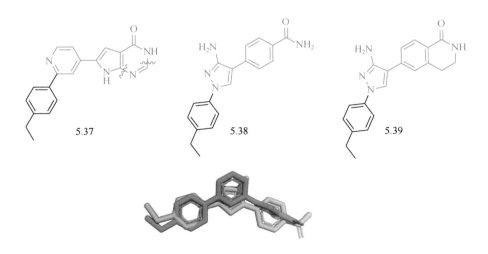

图 5.5　MK2 抑制剂的结构（绿色表示 5.37 和青色表示 5.38）